ストローク
サバイバー

脳卒中からの回復！

脳卒中とその後遺症がよくわかる本

発症時の対処法から最新治療法まで

医学博士
久保田 有一

アーク出版

「脳卒中」に使用される治療薬

＊すべての薬に長所と短所があり、どの薬がもっとも効果的で、なおかつ副作用が少ないかは、あくまでも患者さんの病気の特徴や患者さん自身の体質、体調、合併症の有無などによって異なる

一般名	主な製品名（販売会社）	画像	主な副作用
●痙縮の治療薬			
ダントロレンナトリウム	ダントリウム（オーファンパシフィック）	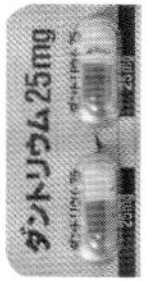	脱力感、全身倦怠感、ふらふら感、発疹、かゆみ、光線過敏症など
チザニジン	テルネリン（サンファーマ／田辺三菱製薬）	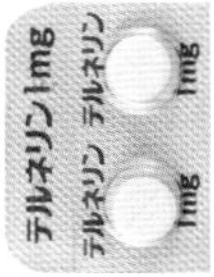	眠気、口渇（喉の渇き）、脱力感、けん怠感、めまい、ふらつき、胃部不快感、悪心（吐き気）、食欲不振、腹痛、発疹、かゆみ、血管性浮腫、蕁麻疹、紅斑など
	チザニジン（日医工）	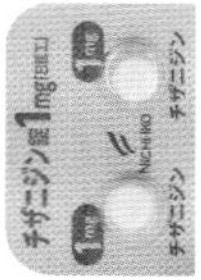	眠気、口渇、脱力・けん怠感、めまい・ふらつき、胃部不快感、発疹、かゆみなど

一般名	主な製品名（販売会社）	画像	主な副作用
バクロフェン	ギャバロン（第一三共）	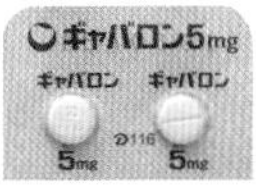 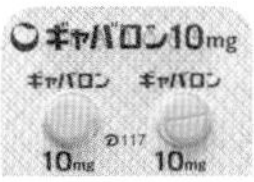	眠気、血圧低下、吐き気、食欲不振、脱力感、ふらつき、発疹など
	リオレサール（サンファーマ／田辺三菱製薬）	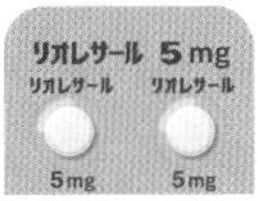 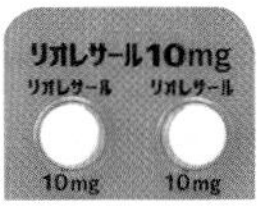	眠気、脱力感、悪心（吐き気）、食欲不振、ふらつき、めまい、頭痛、頭重、発疹など
ジアゼパム	ホリゾン（丸石製薬）	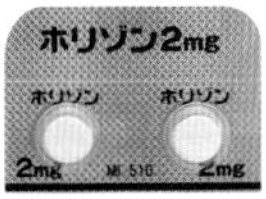 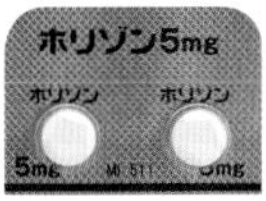	眠気、ふらつき、黄疸、振戦（ふるえのこと）、悪心・嘔吐、発疹、倦怠感など
	ダイアップ（高田製薬）	 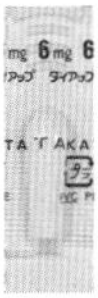 	眠気、ふらつき、発疹など
エペリゾン	ミオナール（エーザイ）	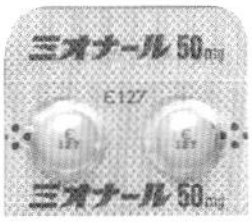	発疹、そう痒、多形滲出性紅斑（赤く盛り上がった発疹）、眠気、悪心・嘔吐、食欲不振、胃部不快感、腹痛、下痢、便秘、脱力感、ふらつき、全身倦怠感など

●抗うつ薬

選択的セロトニン再取り込み阻害薬（SSRI）	ジェイゾロフト（ファイザー）	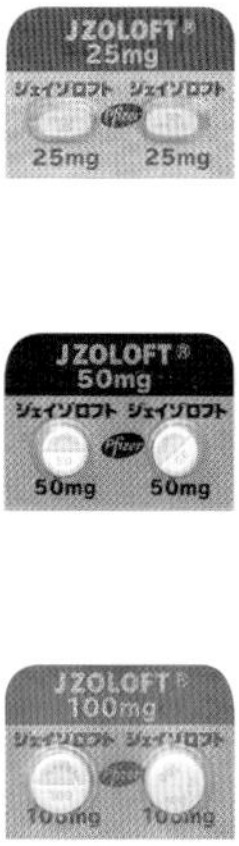	眠気、ふらつき、発疹など
	デプロメール（MeijiSeika ファルマ）	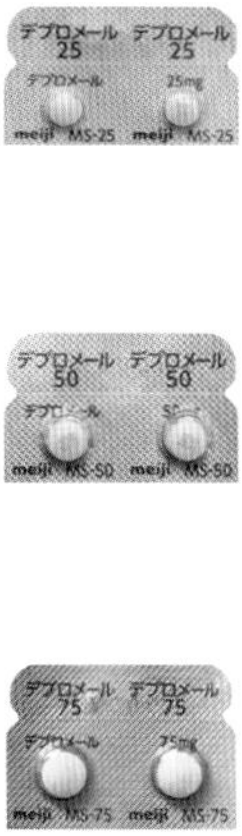	吐き気、眠気、口渇、便秘、倦怠感、めまいなど
	パキシル（グラクソ・スミスクライン）	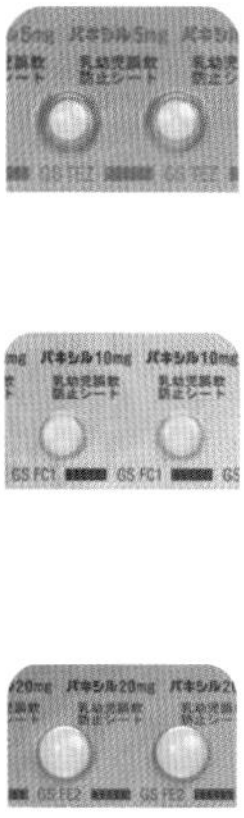	吐き気、眠気、めまい、便秘、頭痛など
	フルボキサミンマレイン酸塩錠（共和薬品工業）	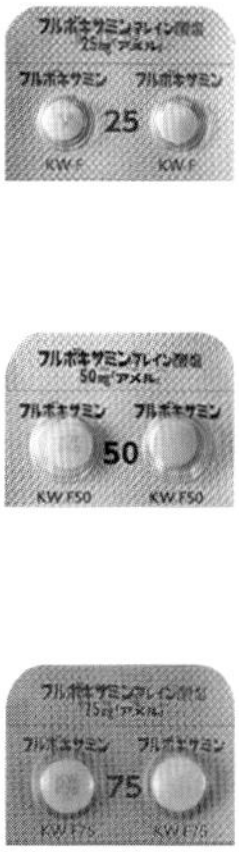	吐き気、眠気、口渇、便秘、倦怠感、めまい、食欲不振など
	パロキセチン（共和薬品工業）	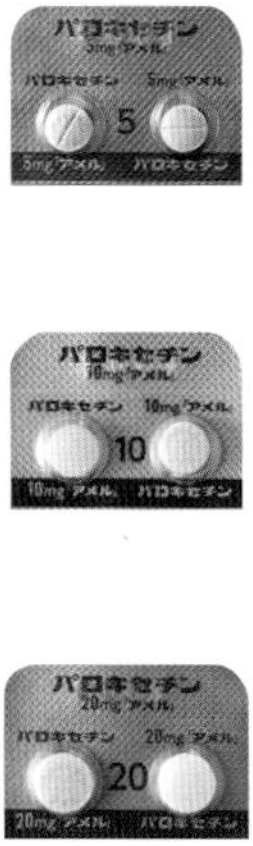	吐き気、眠気、口渇、めまい、便秘、頭痛など

一般名	主な製品名（販売会社）	画像	主な副作用
	セルトラリン（共和薬品工業）	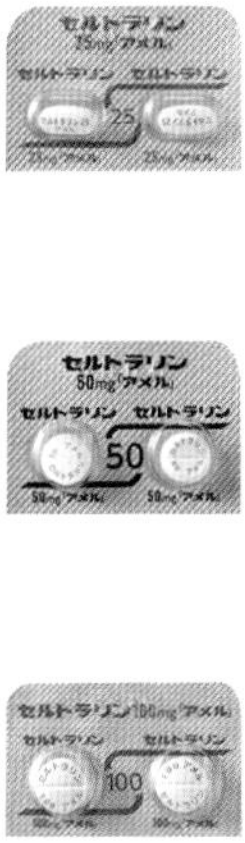	吐き気、傾眠、口内乾燥、頭痛、下痢、めまいなど
	レクサプロ（持田製薬）	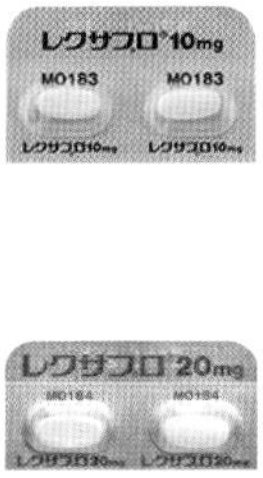	眠気、吐き気、めまい、頭痛、口渇、倦怠感、発疹、湿疹、蕁麻疹、かゆみ、アナフィラキシー反応、血管浮腫など
選択的セロトニン・ノルアドレナリン再取り込み阻害薬（SNRI）	トレドミン（ヤンセン　ファーマ）	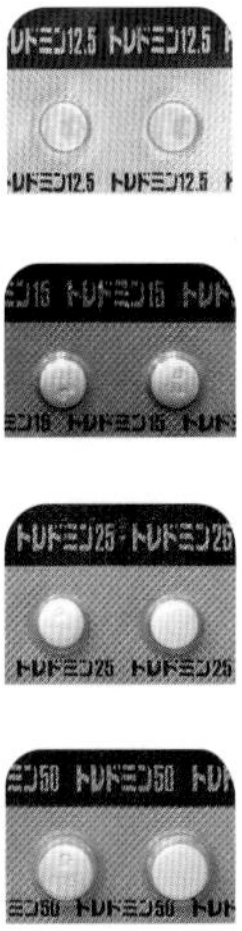	吐き気・嘔吐、眠気、排尿障害（尿が出ない、尿が出にくい）、便秘、腹痛、頭痛、頻脈、口渇、発疹、かゆみなど
	サインバルタ（塩野義製薬）	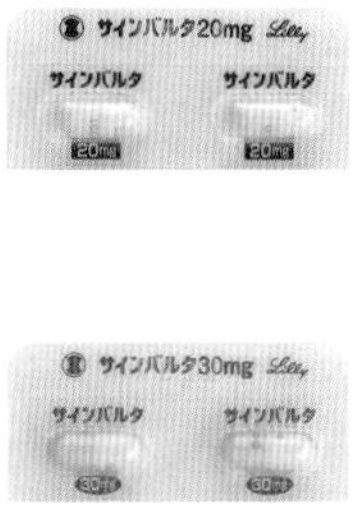	吐き気、傾眠、口渇、頭痛、便秘、下痢、めまい、腹部痛、不眠、倦怠感、食欲減退、高血糖、嘔吐、体重増加、腹部不快感、発疹、かゆみ、じんましん、接触性皮膚炎、光線過敏反応（日光による過度の日焼け、かゆみ、色素沈着）、血管浮腫、皮膚血管炎など

	イフェクサーSR（大日本住友製薬）	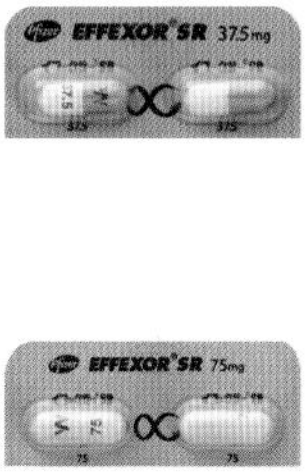	吐き気、腹部不快感（腹痛、膨満、便秘など）、傾眠、浮動性めまい、口内乾燥、頭痛、不眠など
	ミルナシプラン塩酸塩錠（共和薬品工業）	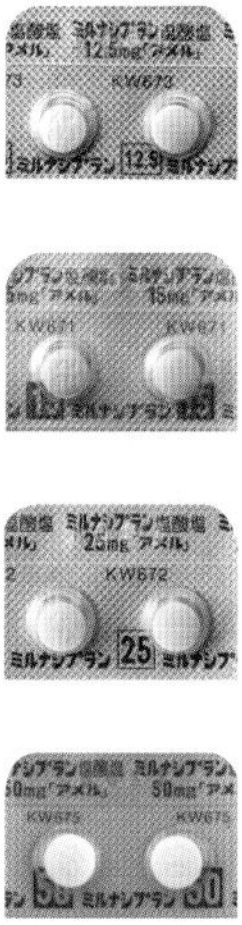	吐き気・嘔吐、眠気、排尿障害（尿が出にくい）、便秘、腹痛、頭痛、頻脈、口渇、発疹、かゆみなど
ノルアドレナリン作動性／特異的セロトニン作動性抗うつ薬（NaSSA）	レメロン（MSD）	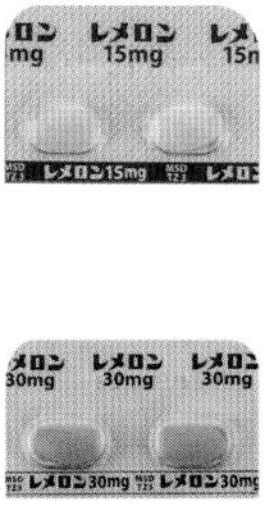	傾眠、口渇、倦怠感、便秘、体重増加、浮動性めまい、頭痛など
	リフレックス（MeijiSeika ファルマ）	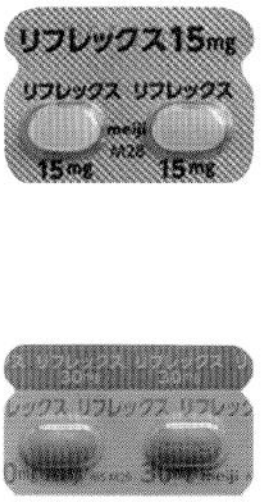	傾眠、口渇、倦怠感、便秘、体重増加、浮動性めまい、頭痛など

一般名	主な製品名（販売会社）	画像	主な副作用
四環系抗うつ剤	ミルタザピン（共和薬品工業）	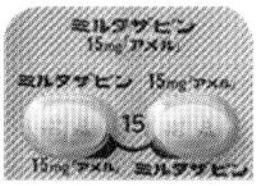 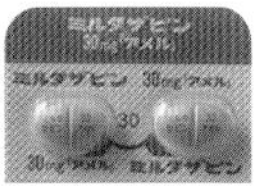	傾眠、口渇、倦怠感、便秘、体重増加、浮動性めまい、頭痛など
三環系抗うつ剤	アンプリット（第一三共）	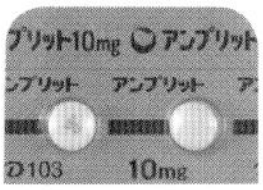 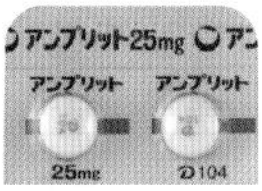	口渇、便秘、眠気、不眠、食欲不振、吐き気、ふらつきなど
	ノリトレン（大日本住友製薬）	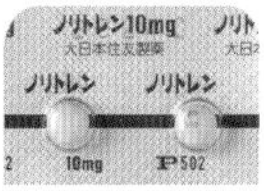 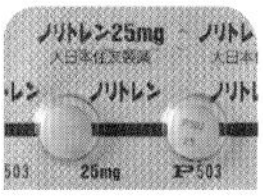	口渇、眠気、便秘、発疹、かゆみ、黄疸、全身倦怠感、食欲不振、吐き気、口の周りなどの不随意運動など
●アパシーに対する薬			
メチルフェニデート	コンサータ（ヤンセン　ファーマ）	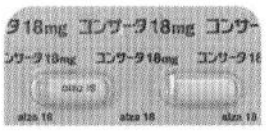 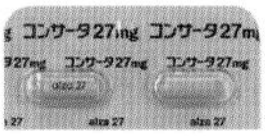 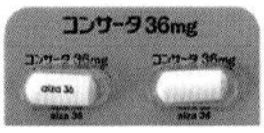	食欲減退、不眠症、体重減少、頭痛、腹痛、悪心、チック、発熱、睡眠障害、動悸、口渇など

アマンタジン	アマンタジン塩酸塩錠（キョーリンリメディオ）	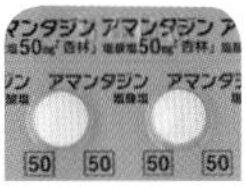 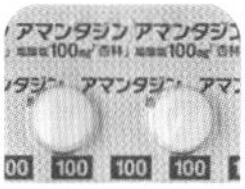	めまい、立ちくらみ、睡眠障害、興奮、頭痛、便秘、食欲不振、吐き気・嘔吐、口の渇き、足のむくみなど
ブロモクリプチン	ブロモクリプチン（高田製薬）	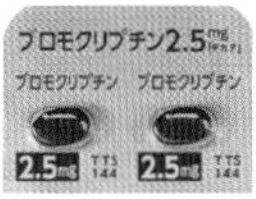	吐き気、嘔吐、便秘、食欲不振、胃部不快感、発疹、興奮、不安感、不眠、頭痛、ジスキネジア（絶えず噛むような口の動き）、口渇、視覚異常、めまい、立ちくらみ、倦怠感など
ロピニロール	ロピニロールOD錠（共和薬品工業）	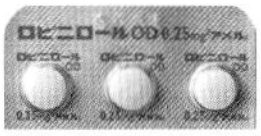 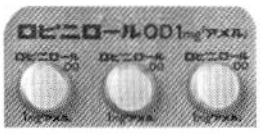 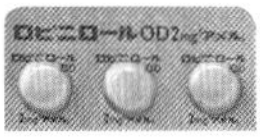	吐き気、めまい、傾眠など
●抗てんかん薬			
カルバマゼピン	テグレトール（サンファーマ）	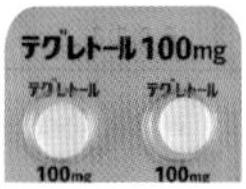 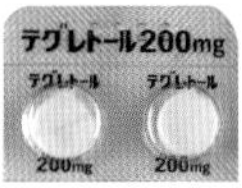	眠気、めまい、ふらつき、けん怠・易疲労感、運動失調（運動の調子が狂った状態）、脱力感、発疹、頭痛・頭重、立ちくらみ、口渇（喉が渇く）、血管浮腫（顔、舌、喉の腫れ）、かゆみなど

一般名	主な製品名（販売会社）	画像	主な副作用
レベチラセタム	イーケプラ（UCB）	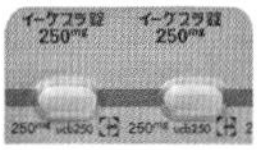 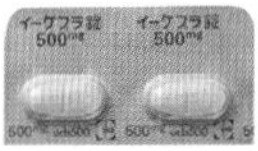	鼻咽頭炎、傾眠、頭痛、浮動性めまい、下痢、便秘、上気道感染、発疹、易刺激性など
ラモトリギン	ラミクタール（グラクソ・スミスクライン）	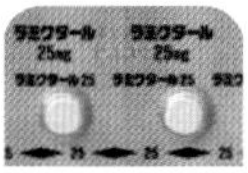 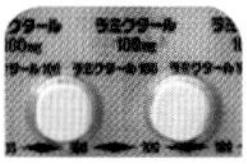	発疹、頭痛、めまい、胃腸障害、傾眠（意識がぼんやりする）、肝機能障害、複視など
ペランパネル	フィコンパ（エーザイ）	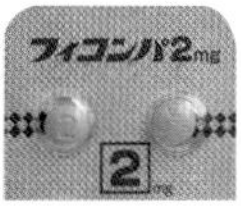 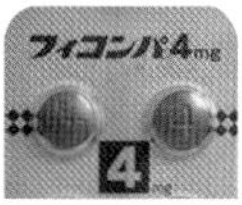	浮動性めまい、傾眠、発疹、かゆみ、易刺激性など
ラコサミド	ビムパット（第一三共／UCB）	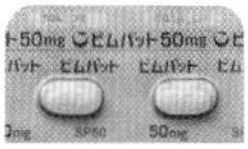 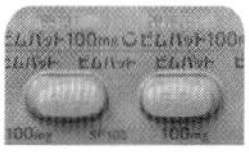	浮動性めまい、頭痛、傾眠、吐き気、嘔吐、疲労、回転性めまい、振戦（ふるえのこと）など

●抗血小板薬			
アスピリン	バイアスピリン（バイエル薬品）	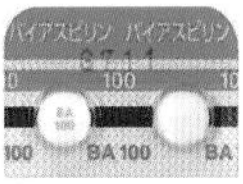	胃腸障害、嘔吐、蕁麻疹、発疹、浮腫、めまい、頭痛、興奮、過呼吸、倦怠感、貧血、血小板機能低下（出血時間延長）など
シロスタゾール	プレタール（大塚製薬）	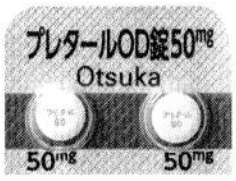 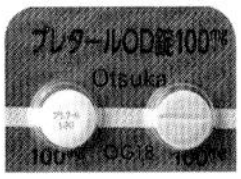	頭痛・頭重感、消化管出血、胃・十二指腸潰瘍（みぞおちの痛み、吐き気、黒色便）、発疹、かゆみ、動悸、頻脈、ほてり、心房細動・上室性頻拍・上室性期外収縮・心室性期外収縮などの不整脈など
クロピドグレル	クロピドグレル（共和薬品工業）	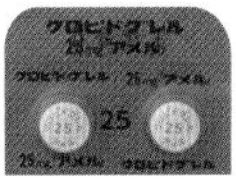 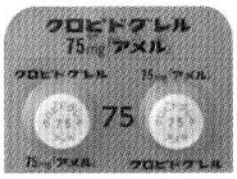	出血、黄疸、吐き気・嘔吐、食欲不振など
●抗凝固薬			
ワルファリン	ワーファリン（エーザイ）	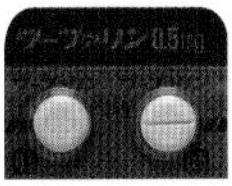 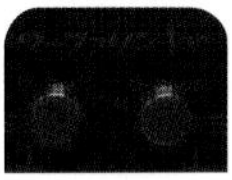 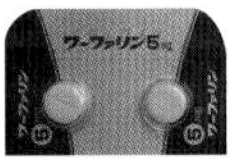	発疹、そう痒症、紅斑、じんま疹、皮膚炎、発熱、脱毛など

一般名	主な製品名（販売会社）	画像	主な副作用
エドキサバン	リクシアナ（第一三共）	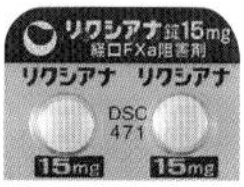 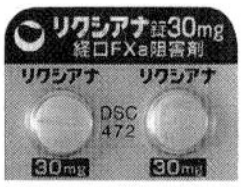 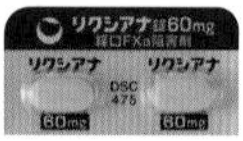	鼻血、月経過多など
ダビガトラン	プラザキサ（日本ベーリンガーインゲルハイム）	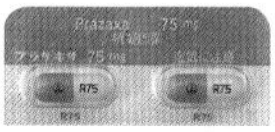 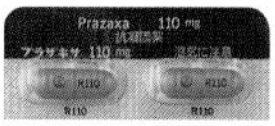	消化不良、下痢、上腹部痛、鼻出血、吐き気、胸痛、皮下出血、血尿など
アピキサバン	エリキュース（ファイザー）	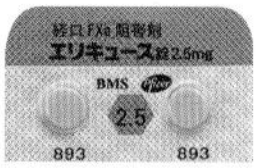 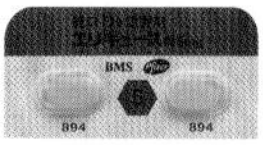	鼻出血、血尿、挫傷、血腫など
リバロキサバン	イグザレルト（バイエル薬品）	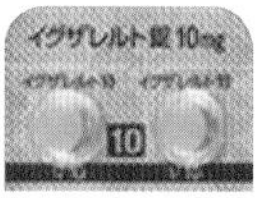 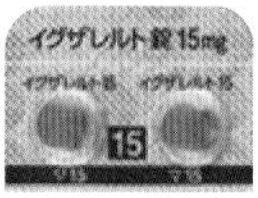	鼻血、皮下出血、歯肉出血、血尿、結膜出血、貧血、創傷出血、喀血（せきがでるときに血がでる）、口腔内出血、痔出血、網膜出血、メレナ（黒色便）など

はじめに

かつて昭和の時代、日本人の死因の第1位は脳卒中でした。時代が変わり令和の今、脳卒中はがん、虚血性心疾患、老衰に続き第4位となりました（厚生労働省：「平成30年人口動態統計」より）。脳卒中で亡くなる方が減ったのは喜ばしいことですが、日々診療している私からすると、患者さんが減ったという印象がありません。どちらかというと増えている感じさえします。これは、いったいどういうことでしょう？

これは、日本人の高齢化に伴い、心疾患、生活習慣病など他の疾病の合併症に伴う脳卒中が増えていること、さらに急性期のさまざまな医療の発展により、脳卒中が救える病気なったことがあげられます。急性期医療の代表的なものは開頭手術や血栓回収療法、そして急性期リハビリテーションです。これらの施術は、今や世の中の標準的治療となりました。実際、多くの患者さんがこれら治療の恩恵を受けられています。

しかしこれらをもってしても、すべての患者さんの命を救うことができません。また元の家庭や社会に戻れない現実もあります。脳卒中で命をつなぎとめても、後遺症により社会復帰できない患者さんを「ストローク・サバイバー」と呼びます。

こうした患者さんが急増している状況を受け、これからの脳卒中診療は、急性期の治療のみならず、その後の生活まで光を当てなければならないことを痛感します。われわれ医師は、脳血管や脳だけをみて診療するのではなく、後遺症に苦しむ患者さんの生活を、個々人のレベルから社会全体の中でどのように支えるかを考える必要があります。ストローク・サバイバーの方々が社会に取り残されるようなことはあってはならないのです。身体的な苦痛がないのはもちろん、その後遺症とうまく付き合いながら社会生活を送ることを、社会全体で考えていかなければなりません。

私が、ここで脳卒中になった患者さん、家族の皆さまへ伝えたいことがあります。

脳卒中になったとしても決してあきらめないことです。人間の脳の回復力はすばらしく、脳神経外科医の私ですら、その回復に目を見張るときがあります。

ある患者さんは重症のくも膜下出血で搬送され、当初は意識がなかったにもかかわらず、その後、回復期リハビリテーション病院に転院され、1年後にお会いした時は、杖もなく自分で歩行され社会復帰までされていました。また、若くして脳梗塞を発症し、その後てんかん発作で苦しんでいた方は、処方された薬が効き、発作もなくなり、社会生活に戻られていました。脳卒中後のつっぱりで苦しんでいた方は、ボトックス治療の後、最終的にバクロフェン髄注療法により、それまでのベッドでの生活から杖なしで散歩するまで回復されました。

人間の回復力の強さに加え、画期的な新薬・新しい治療法の出現にも、また驚きます。

脳卒中は発症した直後は、医師にさえどうなるかわからない点があります。ですから、決してあきらめず、リハビリテーションを継続していただければと思います。本書は、ストローク・サバイバーの方々とその後の生活に焦点をあてた、日本初の書籍です。脳卒中にかかった患者さん、家族、そして地域の介護施設、老人保健施設、さまざまな方々が本書に目を通し、日々の生活で困ったことがあれば、少しでも参考にしていただければと思います。

脳卒中は予防可能な病気です。世界脳卒中機構のヴェルナー・ハッケ理事長も、「脳卒中は予防が可能であり、また予防すべきである」と述べられています。脳卒中は誰もが発症する可能性があり、いったん発症すればかなりの確率で後遺症が残ります。ですから、「わたしは脳卒中とは関係ない」「いま元気だからそれで十分」ではなく、「いつなんどき発症するかもしれない」という意識をもって、日々の生活を過ごしてほしいと思います。

脳卒中の診療に関わりながら、目の前の患者さんの意識が戻るか、麻痺が治るか、常に祈りながら診療する毎日です。脳卒中にかかる人が少しでも減ることを、そしてストローク・サバイバーの方々の毎日が少しでも幸せになることを祈っています。

最後に、本書をまとめるにあたり脳卒中を発症した患者さんとその家族の方々にインタビューを行いました。原稿は前書「高齢者てんかん」に引き続きライターの松本薫さんにまとめていただきました。患者さんと家族のプライバシーを守るため、若干の修正を加えています。ご協力いただいた皆さまに心より感謝いたします。

２０２０年９月　　　　　残暑の続く荒川尾久にて　　　　　久保田　有一

どの脳卒中にも共通
意識がないとき

★今、目の前で家族が倒れたら！

かつては「脳卒中で倒れたら絶対に動かしてはいけない」と言われました。しかし、それは間違いです。脳卒中は昔から日本人になじみの深い病気ですが、誤解や迷信もいろいろあります。「卒中に襲われたら終わり」なども、もちろん間違いです。

今は脳卒中を発症しても、助かる可能性のほうが大きい時代です。大切な家族が目の前で倒れれば誰でも慌てるものですが、できるだけ冷静に対処してください。

1 声をかけてみる

呼びかけたり、軽く身体をやさしくゆすってみます。

何の反応もないとき、応答が意味不明なとき、目が一方に偏っているとき（偏視）、目を開けてもすぐに閉じてしまうときなどは、脳卒中の可能性が大きいです。慎重かつ機敏に行動してください。

2 安全を確保する

まずは周囲の状況を確認し、安全な場所に移動させます。むやみに動かすのはよくありませんが、路上や階段の途中などで倒れたときは、そのままにしておくほうが危険です。

夏の暑い日に戸外で倒れたときも、そのままでは危険なので日陰に移します。

浴槽内で発症したときは、沈み込むのを防ぐため栓を開けて湯を抜きます。周囲に助けてくれる人がいないときは、一人で無理に引き上げようとせず、そのままの状態で救急車の到着を待ちましょう。

3 寝かせて、気道を確保する

椅子にもたれたまま意識を失ったときなどは、平らな場所に寝かせます。枕は使わず、顎を上げて気道を確保してください。

嘔吐しそうなときは横向きに寝かせて、吐いたものが喉に詰まらないよう注意します。

4 救急車を呼ぶ

軽症と思われる場合でも、すぐに救急車を呼びましょう。病院に向かう途中で容体が急変することがあります。

意識がないときはすぐに救急車を呼ぶべきです。

5 ＡＢＣ確認を行う

A（airway）気道の確保
倒れた人の顎を上げて気道をひろげ、呼吸しやすくする。
B（breathing）自発呼吸の確認
倒れた人の口元に耳を当てて、呼吸しているかを確認する。
C（circulation）血液循環の確認
頸動脈に指を当て、脈を確認する。脈がないときは心臓マッサージを行う。

6 身体を冷やさないようにして、救急車の到着を待つ

冬期に寒い脱衣所やトイレ、廊下などで倒れた場合は、毛布をかけるなどして身体を温めてください。

横になったら、できるだけ静かにして救急隊の到着を待ちましょう。なだめたり、励ましたりするのはかまいませんが、身体を強くゆすってはいけません。脳出血やくも膜下出血の場合は、再出血する恐れがあります。

救急車が到着したら、隊員に発症した時間や状況について簡潔に説明してください。

どの脳卒中にも共通
意識があるとき

★脳卒中かもしれないときは？

脳卒中を発症しても、かならず意識を失って倒れるわけではありません。下記１に示すような小さな異常や微妙な変化から始まることがあります。一緒に暮らしている家族でも気づかないこともあります。

気になる症状があったら、脳卒中の可能性を念頭において、よく観察してください。ただし、あまり時間をかけると病状が進行して手遅れになる恐れがありますから、少しでも疑いがあれば、すぐに専門の医療機関（脳神経内科、脳神経外科、救急センターなど）で診察を受けさせてください。

1 脳卒中の症状がないか観察する

以下のような症状がないかをよく観察します。

・ろれつが回らない
・言葉がうまく出てこない
・片側の手足がしびれたり、力が入らなかったりする
・箸や筆記用具を落とす
・目がよく見えない
・まっすぐ歩けない
・頭痛、めまい、吐き気などがある
・意識が途切れる

これらの症状は同時に複数、現れることもあれば、一つだけのこともあります。

2 ACT FASTをチェックする

脳卒中が疑われる場合には、米国脳卒中協会が推奨する３つのテストを行います。

F（face：顔）
笑顔をつくってもらい、顔の片側が下がるなどのゆがみがないか確認する。

A（arm：腕）
両腕を水平に上げてもらい、片腕だけ下がったりしないか確認する。

S（speech：言語）
短い文をしゃべってもらい、発声や発音などに異常がないか確認する。

T（time：時間）
３点のうち１つでも異常が見られれば、発症時刻を確認する。

その他、目が一方に寄っている（偏視）のも重要なサインとなります。

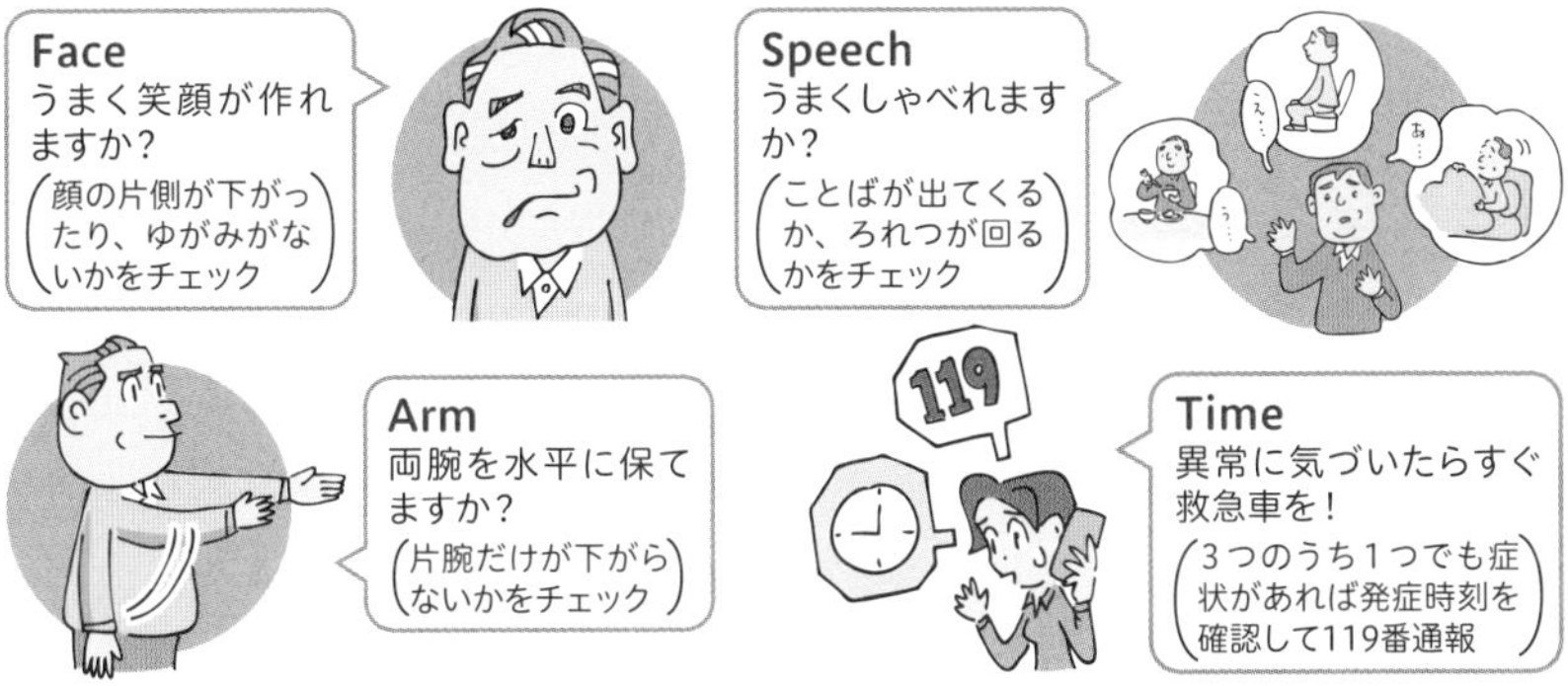
Face
うまく笑顔が作れますか？
（顔の片側が下がったり、ゆがみがないかをチェック）
Speech
うまくしゃべれますか？
（ことばが出てくるか、ろれつが回るかをチェック）
Arm
両腕を水平に保てますか？
（片腕だけが下がらないかをチェック）
119
Time
異常に気づいたらすぐ救急車を！
（3つのうち1つでも症状があれば発症時刻を確認して119番通報）

3 救急車を呼ぶ

2の諸点に加えて全体症状をよく観察し、当てはまるときはすぐ救急車を呼びましょう。
本人に意識がある場合でも、絶対に本人が運転したり、歩いて病院へ向かったりしてはいけません。途中で容体が急変する恐れがあるからです。

脳卒中とその後遺症がよくわかる本／目次

脳卒中はこんな病気！

家族・本人の体験談

26

第1部 そもそも**脳卒中**とは**どんな病気**なのか?

……脳梗塞、脳出血、くも膜下出血の基礎知識

◎脳卒中は神経細胞がダメージを受ける病気
◎脳卒中は後遺症が残る病気
◎脳卒中は再発の恐れが高い病気
◎脳卒中は予防ができる病気

1章 イザ!の時に役立つ「脳梗塞」の最新知識

2章

イザ！の時に役立つ「脳出血」の最新知識――63

3章

イザ！の時に役立つ「くも膜下出血」の最新知識――71

▼第2部　**脳卒中後**に現れる**後遺症**と**対処法**

……見逃してはならないのは精神的な後遺症

◎発症のタイプは違っても後遺症は同じ
◎治療は早ければ早いほど効果がある
◎病気発症から3か月以内でどれだけできるか
◎精神にもダメージを受けていることを見逃さない

4章　脳卒中後の身体障害

5章

脳卒中後の心の問題

6章 脳卒中後の高次脳機能障害

7章 脳卒中後のてんかん

第3部 ストローク・サバイバーとして希望を持ち生きる

……日々の生活を充実させるための知恵と心得

10章 ここまで来た脳卒中の最新治療

カバー装幀／石田嘉弘
本文DTP／丸山尚子
本文イラスト／ダーツ

プロローグ

脳卒中は死なない病気になった

……「ストローク・サバイバー」としてどう生きるか

■「死病」ではなくなったが半数は後遺症が残る

脳卒中については、誰でも漠然とご存じのことでしょう。家族・親族から友人・知人を見渡せば、脳卒中に見舞われた人が何人かいらっしゃるのではないでしょうか。

脳卒中は、脳の血管が詰まったり破れたりすることで、突然、意識を失って倒れる病気です。一命をとりとめても重い障害が残り、寝たきりとなることが少なくありません。

脳卒中は個別の病気の名称ではなく、脳の血管に異常が生じる病気の総称であるため、現在では「脳血管障害」とも呼ばれています。代表的な病気は、脳梗塞、脳出血、くも膜下出血です。

それぞれの病気の詳しい解説は1章以下で述べますが、要点を言うと、脳梗塞は動脈が詰まって、その先の神経細胞に酸素や栄養が行き渡らなくなる病気です。脳出血は、脳内部の細い動脈が破れて脳の中に出血する病気です。くも膜下出血は、脳の表面にある動脈にできた瘤（動脈瘤）が破れて、脳の周囲に出血する病気です。

三つの病気は、脳で起こる出来事こそそれぞれ異なるのですが、もたらされる症状は共通します。

ときに脳細胞が深刻なダメージを受け、広範囲にわたって壊死してしまうこともあります。死んだ脳の神経細胞は、二度と生き返ることがありません。ダメージを受けた部位の機能は永遠に失われることになります。

脳卒中は、長く日本人の国民病であり、「死病」でした。戦後の高度経済成長期をピークとして、1980年まで、日本人の死因の第一位を占めていたのです。当時の日本で脳卒中と言えば、ほとんどが高血圧が原因による脳出血のことでした（次ページ参照）。

1951年に脳出血で死亡した人の総数は9万8441人、脳梗塞の死亡総数は3425人で、その比率は28対1でした。圧倒的に脳出血が多かったことがわかります。

脳出血の最大のリスク要因は高血圧です。そして高血圧をもたらす大きな原因は、塩分の過剰摂取です。塩分を摂りすぎると血液中の塩分濃度が高くなります。人間の身体には生体恒常性（ホメオスタシス）という機能が備わっていて、外部の環境変化に対し、体温や血糖値、血液成分などを一定に保とうとします。血液中の塩分濃度が高くなると、これを下げるために水分を多く摂取することになり、血液量が増えて血圧が上がるのです（ただし過量の水分摂取は身体に良くありません。あくまで適度な量です）。

かつての日本の食事では味噌や醤油、漬物などによる塩分の摂取量が多く、さらに危機意識もありませんでした。また診断技術も未熟で、決定的な治療法もありませんでした。脳卒中が起きたら、そのまま亡くなるのが一般的だったのです。

図1　主な死因別にみた死亡率（人口10万対）の年次推移

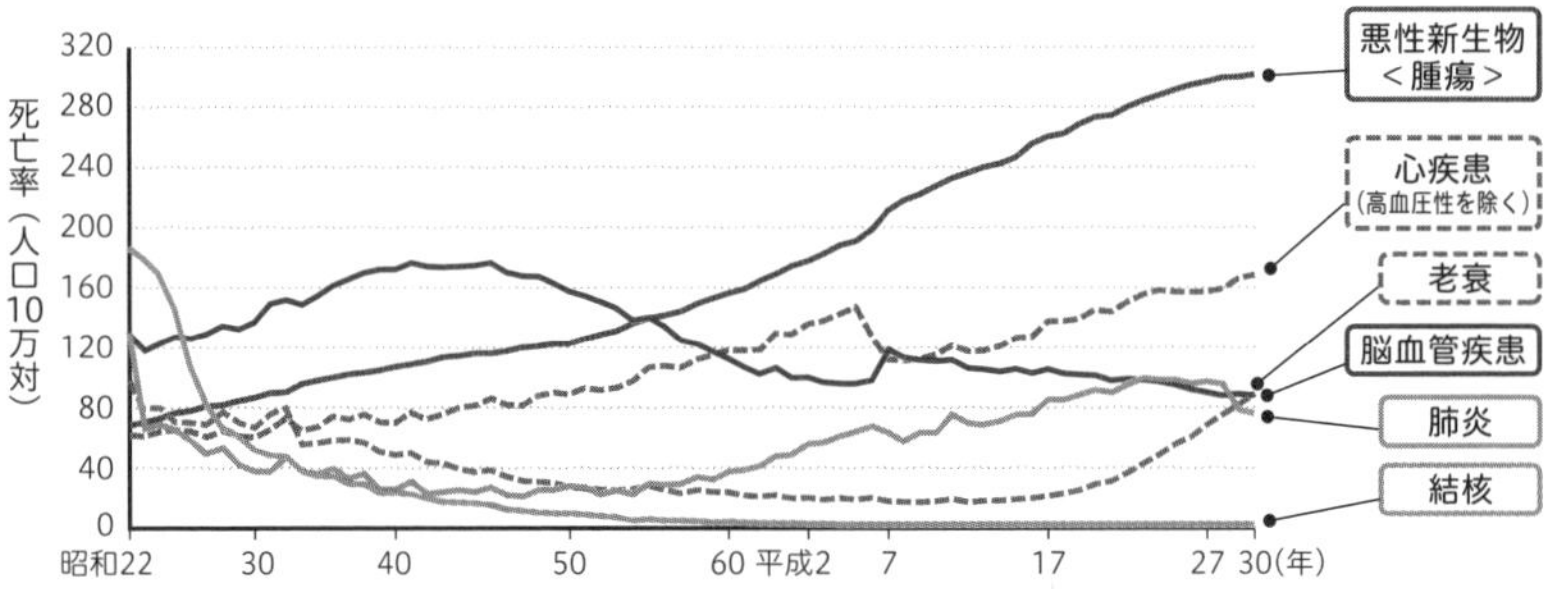

注1）平成6年までの「心疾患（高血圧症を除く）」は「心疾患」である。
2）平成6・7年の「心疾患（高血圧症を除く）」の低下は、死亡診断書（死体検案書）（平成7年1月施行）において「死亡の原因欄には、疾患の終末期の状態としての心不全、呼吸不全等は書かないでください」という注意書きの施行前からの周知の影響によるものと考えられる。
3）平成7年の「脳血管疾患」の上昇の主な要因は、ICD-10（2003年版）（平成7年1月適用）による原死因選択ルールの明確化によるものと考えられる。
4）平成29年の「肺炎」の低下の主な要因は、ICD-10（2013年版）（平成29年1月適用）による原死因選択ルールの明確化によるものと考えられる。

出所）「平成30年人口動態統計」（厚生労働省）より作成

■食生活の「欧米化」で脳梗塞が激増

しかし、70年代に入ると、日本でも集団健康診断の普及や減塩指導、食生活や住環境の変化、さらに高血圧症治療薬の普及などにより、脳出血の発症数は急激に減少、死亡率も低下します。

２０１８年（平成30年）の人口動態統計（厚生労働省）によれば、２０１７年の脳血管疾患の総患者数は約１１１万人。３年前より約６万人減少しました。死亡者数は約11万人です。全死因の順位では悪性新生物（がん）、心疾患、老衰に次いで４位です。

脳出血と入れ替わるようにして、患者さんが増えているのが脳梗塞です。現在では、脳卒中全体の発症数の３分の２から４分の３を占めています。

脳梗塞が増えたもっとも大きな要因は高脂肪・高コレステロール・高炭水化物の食生活です。それまでのお米を主食とした和風の食事から、肉を食べる洋風な食事へと変わってきたのです。食卓から塩分

｜図2｜主な死因の構成割合（平成30年）

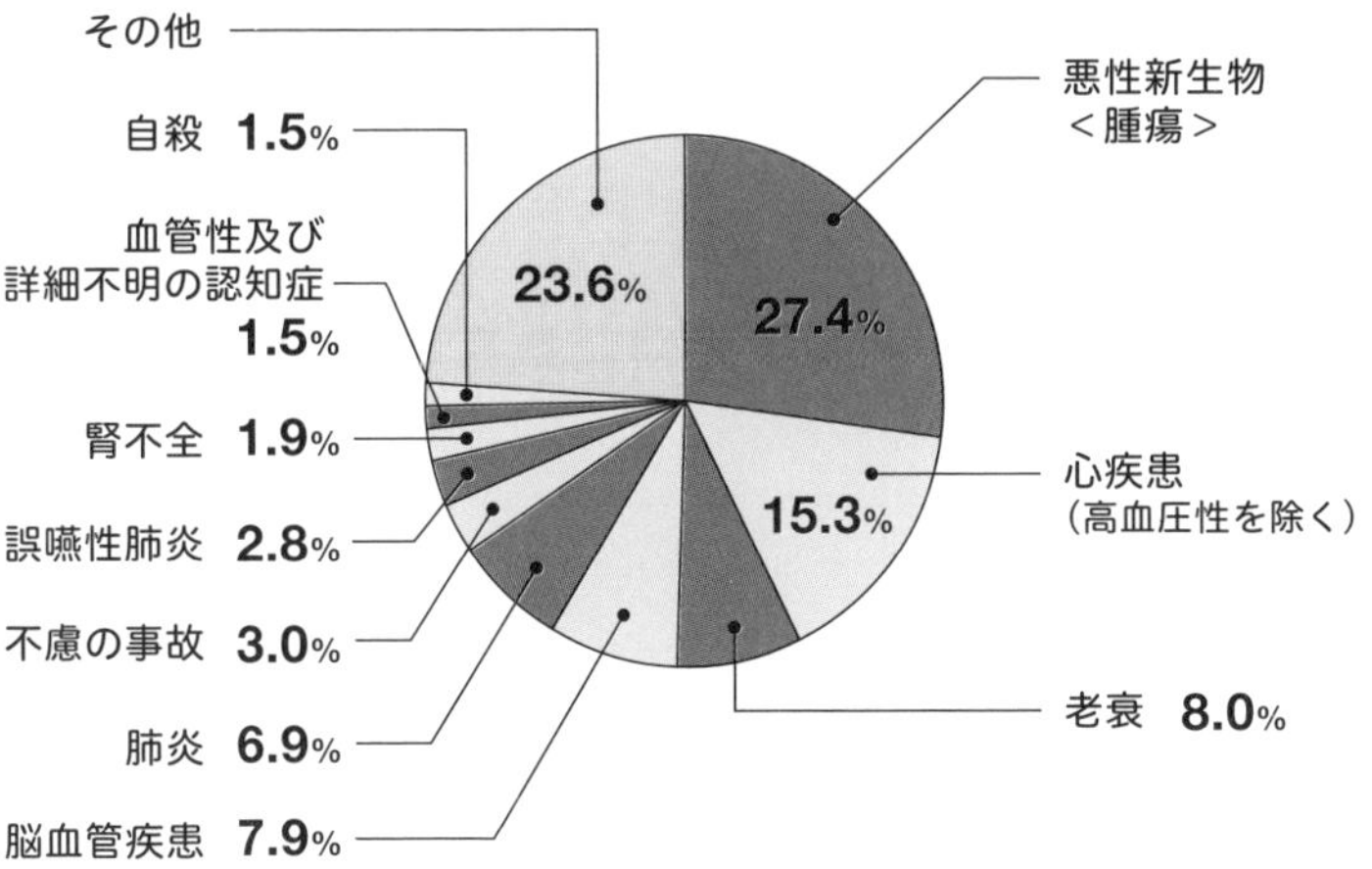

出所）「平成30年人口動態統計」（厚生労働省）より作成

｜図3｜脳卒中の種類による患者数の割合

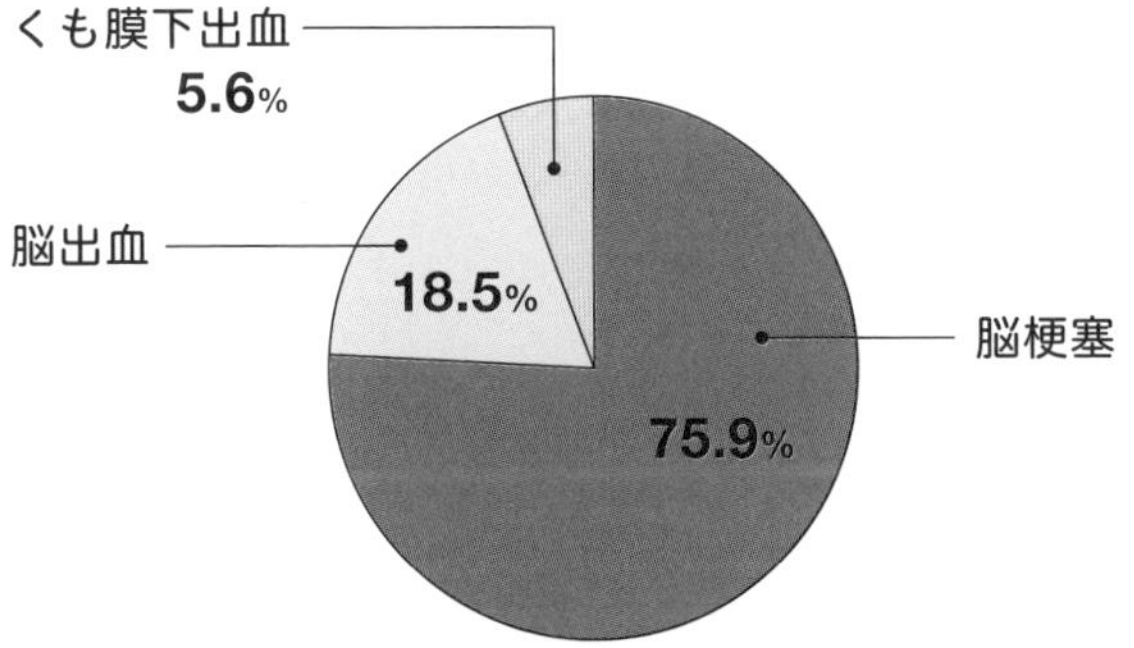

出所）「脳卒中データバンク」（2019.6.25）より作成

が減ったため脳出血は減りましたが、欧米風の食事が増えたことで脳梗塞が増えたのです。

もう一つの要因は、日本人の高齢化です。高齢化により脳卒中を引き起こす要因が脳内だけでなく、血管をはじめとする循環器によるものが増えてきたのです。心原性脳塞栓症《のうそくせんしょう》を引き起こす心房細動という不整脈は60歳以上から劇的に増えることが知られています。

脳梗塞の増加には、日本人の食生活の「欧米化」と「高齢化」が大きく影響しているのです。

■ストローク・サバイブ——脳卒中を乗り越えて生きる

実際、私が毎日、診察室で患者さんと向き合っている印象でも、小さな出血や梗塞による「重症化しないタイプ」の脳卒中は増えているように感じます。また滋賀医科大学などの研究によると、毎年、新たに発症する患者数は約29万人に達するといわれています。

脳卒中を英語では一般に「ストローク（stroke）」と呼びます。語源は「打撃」や「一撃」と言われます。そして、この脳卒中の発作に見舞われても生き残る人、脳卒中を乗り越えて生きる人のことを「ストローク・サバイバー」と呼びます。こうした患者さんが増えているのです。

さらに脳卒中で特徴的なことは、死亡率が高いだけでなく、後遺症が残るケースが圧倒的に多いことです。おおむね脳卒中の予後を、「回復」「軽い後遺症」「重い後遺症（要介護）」「死亡」に分けると、「回復」か「軽い後遺症」で社会復帰できる人が約半数。「重い後遺症」があって要介護になる人と亡くなる人が半数です。

脳出血では、出血の勢いで神経細胞どうしをつなぐ神経線維が切れてしまいます。神経細胞の情報ネットワークが断絶するわけですから、たとえば「手を動かしたい」と思っても意思が身体に伝わらず、手を動かせなくなります。

脳梗塞では、脳内の血管が詰まることで、その先に血液が行き届かなくなり、脳細胞が死んでしまいます。

くも膜下出血では頭蓋内で大量出血するため、広範囲にわたり脳細胞が深刻なダメージを受けます。およそ3分の1から半数の人が出血の瞬間に亡くなるという、ひじょうに死亡率の高い病気です。予後の経過も悪く、社会復帰率は3割程度です。

■脳卒中は時間との戦い

脳卒中は、早く治療を受け、早くリハビリを始めるほど、回復する可能性が高くなります。最近では、24時間以内にリハビリを始めることもあります。

たとえば脳梗塞では、発作後4・5時間以内なら点滴で血栓を溶かすことができます。8時間以内なら、脳の血管内にカテーテルを挿入して、つまった血栓を取り除くことができます。

くも膜下出血では最初の出血の後、2度目の出血が起こるケースがありますが、その場合は8〜10割の人が亡くなります。ですので、できる限り早く治療を始めれば再出血を防ぐことができます。

このように脳の治療は時間との戦いなのです。脳に向かう血を止めると5分ほどで脳細胞は完全とは言えないまでも、どんどん死んでしまうためです。時間が経ってから治療を始めても、手遅れの場合が多く、そうなったら命は助かっても寝たきりになる可能性が高まります。

■患者数の増加に備え、治療体制の整備が進む

ちなみに現在、寝たきりの要介護状態になる原因のおよそ3分の1は脳卒中が原因です。脳卒中の医療費は年に約1兆8000億円。脳卒中を含む循環器系疾患の医療費は約6兆円。これは医科診療医療費約30兆円の20%を占めます。介護費も国の予算を大きく圧迫しています。

このため2018年12月には、国会で「健康寿命の延伸等を図るための脳卒中、心臓病その他の循環器病に係る対策に関する基本法」、略して「脳卒中・循環器病対策基本法」が成立しました。「脳卒中や心筋梗塞などの循環器病の予防推進と、迅速かつ適切な治療体制の整備を進めることで、国民の健康寿命の延伸と医療介護費の軽減をめざす」のが目的です。

しかし、超高齢化時代にあって、脳卒中、とくに脳梗塞の患者は、これからも減ることはないでしょう。国民の健康寿命を延ばすためには、予防や治療だけでなく、病後のリハビリや生活改善など、脳卒中からの回復と再発予防に努めることも重要です。

本書ではそうした課題に重点を置きながら、脳卒中の患者さんやご家族、医療・介護関係者のみなさんに向けて、脳卒中に関する基本知識と、ストローク・サバイバーとして脳卒中を乗り越えて生きる方法をわかりやすくお話ししていきたいと思います。

column

脳卒中・循環器病対策基本法（略称）の概要

正式名称は「健康寿命の延伸等を図るための脳卒中、心臓病その他の循環器病に係る対策に関する基本法」

基本理念は「生活習慣の改善等による循環器病の予防」「循環器病を発症した疑いがある場合における迅速かつ適切な対応の重要性に関する国民の理解と関心を深める」「循環器病患者等に対する保健」などです。

国や地方公共団体の基本的施策としては、循環器病の啓発と予防等の推進、循環器病を発症した疑いのある者の搬送・受け入れ機関の体制整備、救命救急士等への研修機会の確保、専門医療機関の整備、後遺症を有する患者の生活の質の向上、保健・医療・福祉サービス提供機関の提携協力体制整備および従事者の育成と質の向上、情報収集・提供体制整備、患者相談支援の推進、研究推進などが明記されています。また、附則として、失語症等の脳卒中後遺症をもつ患者への施策も示されました。

MCさんの体験談

●夫が脳梗塞（発症時70歳）●

夫が脳梗塞で倒れたときのことを思い出すと、今も後悔の念ばかり募ります。その2か月ほど前から、夫は話すときにろれつが回らなくなり、まっすぐ歩くこともできなくなっていました。身体がどんどん斜めに傾き、つんのめるようになってしまうのです。70歳になったばかりの秋でした。

私は夫を近所の病院へ連れて行き、脳のCTを撮ってもらいました。「小さい梗塞はいくつかあるけれど、とくに問題ではない」という診断でした。私は「もっと大きな病院で診てもらおうか」などと考えましたが、「問題ない」と思いたい気持ちもあり、別の病院へ連れて行くのを1日伸ばしにしてしまいました。

数日後、夫は入浴中に身体を動かせず、浴槽から出られなくなりました。引っ張り上げようとしても私の力では無理だったので、救急車を呼びました。でも、救急車が到着した頃には回復し、自分で動けるようになりました。

救急隊員の方は「念のために病院へ行きましょう」と勧めてくださったのですが、夫が「もう大丈夫。何ともない」と言い張るので、そのまま帰っていただきました。

パジャマに着替えた夫は、珍しく「コーラが飲みたい」と言いました。でも、その夜、家の冷蔵庫にコーラはありませんでした。「ビールでもいい」と言うので、私は夫にビールを飲ませてしまいました。あのとき、どうして近所の自動販売機まで行ってコーラを買って来てあげなかったのか、どれほど悔やんだかわかりません。

夫はソファに座ってビールを飲み始めましたが、すぐにずるずると倒れるようにして意識を失いました。私はあわてて、もう一度、救急車を呼びました。救急車に運び込まれるとき夫の顔をのぞき込むと、目の焦点が合わず、とんでもない方向を向いていたのでとても驚き、怖くなりました。

それから1時間近くかけて、夫は4駅も離れたところにある病院に運ばれました。診断は脳梗塞でした。そして、そのまま二度と話ができず、ベッドから起き上がることもないまま、2年後に肺炎で亡くなりました。

あの頃、私にもう少し脳卒中に関する知識があれば、夫を助けられたのではないか、もう少し寿命を延ばしてあげられたのではないかと思うと、悔しくてなりません。

久保田先生の解説

ろれつが回らない、まっすぐ歩けないなどは、いずれも脳卒中の前兆です。このような症状の後に大きな発作が起きることが多いので、気づいたらすぐに病院へ行って納得できるまで検査してもらう必要があります。

MCさんのご主人の場合、発作の直前、入浴中に一時的な麻痺がありました。おそらく「一過性虚血発作」（p57参照）でしょう。これも脳梗塞の前ぶれです。多くは1時間以内に回復しますが、後に悪化することがあります。とくに60歳以上の人、血圧が140／90mmHg以上の人、糖尿病を患っている人、症状が半身麻痺や言語障害だった場合、症状が10分以上続いた場合は危険なので、すぐに診察を受けるべきです。

また、一般的にビールなどのアルコール類には利尿作用があるため、脱水症状を起こす恐れがあります。脳梗塞が疑われる人にはお勧めできません。コーラも糖が大量に含まれていますので、糖尿病のリスクになります。日常的に飲むことはやめましょう。

KFさんの体験談

●母が脳梗塞（発症時70歳頃）●

母が脳梗塞を発症してから20年以上たちます。一時は右手が麻痺してスプーンも持てない状態でしたが、早期の治療とリハビリでどんどん回復。箸も使えるし、文字もきれいに書けるようになりました。92歳の現在も元気に暮らしています。

大きな後遺症もなく日常生活に戻れたのは、中学生だった私の息子のお手柄です。「孫がおばあちゃんの命を救ってくれた」という話は家族の語り草になっています。

その日は休日で、父と母は知人のお祝いごとがあって朝から外出する予定でした。ところが出発直前になり、母が「気分が悪い」と言い出したのです。父だけが出かけ、母は一人で家に残ることになりました。そのまま夜になって父が帰宅するまで、誰も気づかなかったらどうなっていたことか…。ところが、たまたま母に何か頼みたいことがあったらしく、午前中のうちに息子が電話を入れたのです。そして、電話を切るなり「おばあちゃん、話し方がおかしい」と言ってきました。私もすぐに電話をしてみました。たしかにろれつが回らないような話し方です。夫と一緒にすぐ母の家に向かいました。

母は「風邪でだるいだけ」と言いましたが、クルマに乗せて病院へ連れて行きました。検査の結果は脳梗塞でした。脳幹に近い太い血管が詰まりかけていたそうです。そのまま入院となり、血栓を溶かす薬液の点滴を受けました。

入院直後は右手の麻痺もありました。でも、早期にリハビリを始めた成果でしょうか、1か月後に退院する頃にはほとんど気にならない程度まで回復していました。その後も定期的に通院し、血栓を防ぐためにワーファリンを服用していますが、とくに不自由はありません。

母が脳梗塞になった頃、元気でゴルフ三昧だった父の方は、残念ながら先に逝ってしまいました。その後、母は老人ホームに入りましたが、毎月2、3回、ホームから連れ出して、孫やひ孫たちも一緒にランチを楽しんでいます。

母は若い頃から毛筆が趣味で、とても美しい字を書いていました。現在でも年賀状の宛先などとてもきれいに書くことができます。本人としては「書くのが遅くなった」と不満なようですが、私よりずっと上手です。

久保田先生の解説

このケースのポイントは、なんと言っても、お孫さんがおばあさんの異変にいち早く気づいてご両親に的確に伝えたこと。そしてご両親も迅速に対応したことです。その連携プレーが、お母さんのすばらしい予後につながりました。

〝time is brain〟とも言われるように、脳卒中の治療においては「時間」がきわめて重要です。脳梗塞でも脳出血でも、脳の神経細胞が大きなダメージを受け、時間とともにどんどん進行します。しかし、早く治療を始めれば多くの神経細胞を救うことができますから、助かる確率が上がります。また、早くリハビリを始めるほど、後遺症も軽くてすみます。

20年後の現在もお元気なのは、娘さん一家と食事をしたり、きれいな文字を書いたりすることで適度な刺激を受け、喜びや満足感を得ているおかげもあるでしょう。

HFさんの体験談

●義母が脳梗塞（発症時74歳）●

夫の母（以下、義母）は自立した女性で、義父が他界した後もマンションで一人暮らしをしていました。私たちは毎晩、電話で母の無事を確認するようにしていました。

ある夜、いつものように電話を入れると、少し体調が悪そうでした。翌朝、もう一度、電話してみました。すると、一夜で義母の様子は大きく変わっていました。なんとか話そうとしているようなのですが、何を言っているのかまったくわかりません。

私たちはすぐマンションに向かいました。呼び鈴を鳴らすと、義母が玄関まで歩いて来てドアを開けようとしました。ところが、ドアチェーンを外すことができないのです。私たちも合鍵は持っていましたが、外側からチェーンを外すことはできません。

ドア1枚の向こう側に義母が自分の脚で立っていて、あきらかに様子がおかしいのです。それなのにドアを開けられないのですから、とても焦りました。「警察を呼ぼうか」と思っていたら、ふだんは物静かな夫が火事場の馬鹿力でドアを思い切り引っ張って、チェーンを引きちぎりました。

私たちが室内に入ると義母もうろうろと歩き回りましたが、言葉はまるで通じませんでした。私たちは義母をクルマに乗せて、すぐ病院に向かいました。

病院で頭部CTなどの検査を行った後、先生はこうおっしゃいました。

「歩いて病院を出ることはできるでしょう。でも、言葉は話せないでしょう」

診断のとおりでした。血栓を溶かす治療を受けながらリハビリを続けると、2週間ほどで身体はふつうに動くようになりました。でも、失語症が残りました。頭ははっきりしているのに、思っていることを言葉にできないのです。しっかり者の義母にとっては、とてもつらいことだったろうと思います。

1か月後に退院してからは、私たち夫婦と一緒に暮らしました。脳梗塞の再発はありませんでしたが、いろいろな機能が少しずつ落ちてきて、最後は病院で亡くなりました。死因は誤嚥性肺炎でした。やはり失語症と関係があったのでしょうか、喉のあたりの筋肉がかなり弱っていたようです。脳梗塞の発症から8年後、82歳のときでした。

久保田先生の解説

脳卒中の後遺症は、脳のどの部分がダメージを受けたかによって違ってきます。ＨＦさんのお義母さんの場合、失語症が残ったのは、大脳の左脳にある言語領域がダメージを受けたためと思われます。検査後に医師が「言葉は話せないだろう」という診断を下したのも、言語領域の損傷があきらかだったためでしょう。

失語症は、６章で紹介する「高次脳機能障害」のなかで、もっとも多く見られる症状です。手足が麻痺して歩けなかったり、寝たきりになったりすることと比べれば、軽症だと思われるかもしれません。しかし、本人にとってはひじょうにつらい症状です。

なお、失語症だからとくに誤嚥性肺炎になりやすいということはありません。誤嚥性肺炎はどんな脳卒中でも起こりますが、直接の原因は、脳幹の延髄が損傷を受けたことで嚥下機能障害が起こる「球麻痺《きゅうまひ》」、または延髄より上の大脳がダメージを受けたことで起こる「仮性球麻痺」です（ｐ１０９参照）。

TMさんの体験談

●母がくも膜下出血（発症時54歳）●

母がくも膜下出血で亡くなったのは54歳のときです。

母はいつも元気で、仕事にもプライベートにも積極的な人でした。血圧がかなり高かったので降圧剤を服用していましたが、さほど深刻には考えていなかったと思います。「肩凝りを知らない」というのが自慢の種で、血圧以外の面では健康そのものだったから、体調管理に気を遣うこともありませんでした。

突然、母の日常が変わったのは、大学生だった息子（私の弟）が事故で亡くなったためです。何事にも前向きだった母がどこか自暴自棄になり、自分の身体のことなどどうでもいいと思っているようでした。血圧が200を超えても薬を飲まない日が多く、処方してもらった薬がたくさんたまっていました。

くも膜下出血に襲われたのは、弟の死から半年たった1月の終わり。父と母と私の3人でお昼を食べようとしていたときです。

母が「頭が痛い。割れるように痛い」と言い出しました。そして、そのまま前のめりにどーんと倒れました。何かつぶやいたようにも思いますが、意味はわからず、そのまま意識を失ってしまいました。

すぐに救急車を呼び、近くの総合病院に運ばれました。しかし、すでに危篤状態で手の施しようがなかったらしく、「48時間がヤマ」と言われました。「小脳に近いところに動脈瘤があり、それが再度、破裂したら終わりです」という説明を受けました。そして実際に、一度も意識が戻ることなく、母は2日後に息を引き取りました。

今にして思えば、倒れる前からいろいろな不調はあったのかもしれません。弟が死んでからの半年間、母は夜もよく眠れず、いつも睡眠不足でふらふらした状態でした。当然、精神的なストレスも大きかったと思います。母の父親も脳出血で亡くなっているのですから、血圧管理にはもっと気を遣うべきでした。

あの日も、もしかしたら朝から具合が悪かったのに、我慢していたのかもしれません。でも、がんばり屋で我慢強かったから、父と私のため、いつものように昼食を準備してくれたのでしょう。

久保田先生の解説

くも膜下出血は、脳卒中のなかでは生死に関わるもっとも危険な病気です。発症直後に亡くなる方も少なくありません。大出血を起こした場合は、脳出血を合併しているように見えることもあります。脳梗塞や脳出血と比べると、比較的、若い人に発症しやすく、女性に多い傾向があります。

おもな原因は脳動脈瘤の破裂です（p77参照）。脳動脈瘤は、脳ドックにより破裂する前に発見し、場合によっては治療することもできます。また、予防のためには、禁煙など生活習慣の改善と血圧管理が不可欠です。

ＴＭさんのお母さんも、血圧がかなり高かったようです。しかし、息子さんを亡くされた後、血圧管理を怠ってしまいました。睡眠不足やストレスも血圧を上げる大きな要因となります。

それまでお元気だったお母さんが、わずか半年後に息子さんの後を追うように亡くなったのはほんとうにお気の毒な話です。しかし、医師としては、やはりどんなときでもご自分の身体をいたわってほしいと思うのです。身体の異常を感じたときは、絶対に自分だけでがんばらずに、ぜひ病院へ行ってください。

WHさんに聞く

働き盛りの46歳で脳梗塞を発症

――脳梗塞の発作が起きたのは、いつ、何歳のときですか？

10年前の秋。46歳でした。

――その頃はどんな生活を送っていらっしゃいましたか？

ふつうの勤め人の毎日です。中堅の出版社勤務で月刊誌の編集長をしていました。仕事はそれなりに忙しかったですね。脳梗塞を発症する8年前に前妻をガンで亡くし、まだ小学生だった息子2人をシングルファザーとして育ててきたため、数年間は私生活もたいへんでした。

それでも、とくにストレスを抱え込んでいたという自覚はありません。週に1度は同僚と飲みに行って、家でも2、3日おきにウイスキーや焼酎をロックで1、2杯。朝は5時に起きて、息子が高校生の頃は弁当をつくったりしましたが、就寝は12時ぐらいですから、平均して5〜6時間の睡眠は確保していたと思います。

健康のため、家から駅までは自転車や歩くようにしていました。他に、山登りが趣味だったので、月に1、2回は日帰りか1泊で沢登りや山スキーを楽しんでいました。小太りに見えますが筋肉質の体型で、どちらかといえば健康な方だったと思います。

じつを言えば、発症の前年に再婚しました。生活環境が変わったことで、ひょっとしたら自分でも気づかないうちに、緊張したり、逆に気がゆるんだりということはあったかもしれません。


――発症前の健康状態はいかがでしたか？


脳梗塞の大きな原因は動脈硬化と言われますが、私の場合、動脈硬化の兆しはありませんでした。ろれつが回らないとか、まっすぐ歩けない、手足がしびれるなどの前兆もありませんでした。

ただ、発症の数年前から血圧が上がり気味でした。私は若い頃から血圧が低くてずっと50〜90ぐらいだったのに、発症の2年くらい前から90〜１３０ぐらいになりました。とくに高い数値ではないかもしれませんが、それまでが低かったのでちょっと気になっていました。
発症の半年くらい前からは、2、3度立ちくらみがありました。椅子から立ち上がろうとしても立てず、地面がゆるく波打って、揺れているような感じでした。でも、そういうときは低血圧のせいだろうと思い込んでいました。

――脳梗塞の発作はどのようなものでしたか？

朝、いつものように5時に起きて、1、2歩、歩こうとしたときに、左脚が動かずに転倒しました。左腕も動きにくく、左側は腕も脚も棒切れになったような感じです。「まずいな」と直感しました。
意識はふつうにありました。父親が脳梗塞と心筋梗塞を数回やっていたので、「たぶん自分もそんな状態かもしれない」と考えました。しかし一方では、「強く寝違えてしびれているだけかも」という思いもありました。

――病院へはどんな方法で行ったのですか？

6時までに近隣の二つの救急病院に電話を入れました。一つ目はクルマで15分くらいかかる病院で「救急車で来てください。医師は8時に来る」と言われました。もう一つの病院までも距離は同じくらいですが、「どうやって来てもいい。医師は7時に来る」と言われました。
救急車を待つ時間も、病院で医師の到着を待つ時間も、よくないような気がしました。だから、二つ目の病院へ行くことに決めました。危険であることは自覚していましたが、再婚した妻は当時、別の場所に住んでいたため、自分でクルマを運転して、ひとりで病院へ向かいました。

左半身が動かなくても、運転はできます。ただし、視覚も障害を受けている可能性があるため、「見えているつもりでも、左側は見えていないかもしれない」と思いながら運転しました。信号のある交差点はとくに気をつけて通過しました。最終的に、病院の駐車場の縁石に少しだけ乗り上げてしまいましたが、無事に到着しました。

病院では、医師の診察のあと、すぐにCTなどの検査が行われました。

――診断はどのようなものでしたか？

先生はCTの画像などを見せながら、血栓がある場所や治療方針を説明してくれました。緊急手術をする必要はなく、カテーテルを使って血栓を溶かす薬を入れるという話でした。

「幸いにも、血栓の位置が運動神経の中枢からわずかにずれている」という言葉を覚えています。もし、血栓がそういう神経を圧迫していたら、半年くらいは寝たきりを覚悟しなければならなかったそうです。

「入院後、3、4日ほどがいちばんたいへんだ」とも言われました。その間に投与する薬液の量より、血液が詰まる量のほうが多い場合は、脳溢血が起こって症状が悪化し、手術をする必要が出てくるかもしれないといった話でした。

――ご家族の反応は？

入院数日後の午後、病院に来た息子には「左まぶたが重そうに垂れて、口も左半分は動いていない」と言われました。

同じ頃、故郷から両親もやって来ました。私の顔を見るとほっとした様子でした。私の両親の家系にも妻の実家にも脳梗塞になった人が多かったため、「年をとるとみんなやっちゃうのよね」という話で盛り上がり、「まあ、とにかく生きていてよかった」という雰囲気になったようです。

会社には、入院当日の午前10時頃、ひととおりの検査が終わった段階で連絡を入れ、状況を説明しました。

――入院中はどんな治療を受けましたか？

血栓を溶かす薬を、毎日、午前午後に1回ずつ、手首から点滴で入れてもらいました。

――入院中はどんなリハビリテーションを行いましたか？

入院直後から、自主的に歩行器を使って、できるだけ歩き回るようにしていました。リハビリが始まったのは4、5日目からです。最初は理学療法士が左半身を中心にマッサージしてくれました。

左手の指で本のページをめくるとか、テーブルの上に置かれた消しゴムや鉛筆、高さ3㎝ほどの円錐形のコーンを左手で持って動かすなどの作業を試しました。全体でも1日30分足らずだったでしょうか。結局、入院中にはそれらの作業ができるようにはなりませんでした。

それ以外の時間は、ひたすら歩きました。右手で壁を触りながら院内を歩き回り、2回ほど転倒しました。退院したのは2週間後です。

――退院後の生活や仕事はどんなふうでしたか?

退院してからは、毎月の通院の他、週に2、3回くらい接骨院でマッサージを受けました。2か月ほどたってからは、週1回、市民プールに通って水中ウォーキングしたり泳いだり。自宅周辺の散歩や室内での柔軟体操も欠かさず続けました。

仕事は退院してすぐ復帰しましたが、1か月くらいは杖をつきながらの通勤でした。通勤途中に、電車の中で転倒したり、麻痺している左側が壁や柱、人にぶつかったりすることが何度もありました。見えているはずなのに、注意できていない感じでした。

発症後数年は、左腕がぶらぶらして落ち着きなく揺れるので、会議中やデスクワークの最中には、左手を尻と椅子の間に挟んで、押さえつけるようになりました。10年たった今でも、それが習慣になっています。立ったり歩いたりするとき、左手はポケットに突っ込むようにしています。通勤電車内で左腕がもぞもぞして痴漢に間違えられたこともありました。

左目は、見えないわけではないけれど、疲れやすいですね。左足を引きずるようにして歩きます。３歩以上、全力で走ることはできません。

――その後、再発はありましたか？

発症後５年ほどたった頃、一人で富山県の山中を歩いていたとき、まずいことに脱水症状を起こして遭難してしまいました。そのまま登山道で夜を過ごしたのですが、朝、目覚めたら左半身が動きませんでした。尺取虫が這うようにしてなんとか下山し、水を大量に飲んだら落ち着き、左半身の麻痺も治りました。妻に連絡して迎えに来てもらいましたが、ふつうに動けるようになったので、とくに病院には行きませんでした。

――発症後、10年たった現在の生活状況はどんなふうですか？

発症当時、勤めていた出版社は２年後に辞め、自宅兼事務所を本拠地として妻と二人で編集プロダクションを立ち上げました。

現在もパソコンは右手でしか打てません。左手を使おうとすると、もぞもぞ、ゆらゆらするため、心理的にもイライラして仕事になりません。感覚はあるのに、思うように動かないのです。ゴミ袋の口を縛るとか、靴ひもを結ぶといった細かい動作も難しいですね。

発症後10年がたち、それなりに老化も進んだせいか、それとも顔の半分の筋肉の使い方が変わったせいか、涙腺が極端に弱くなり、ちょっと悲しいテレビドラマなどを見ても涙がボロボロと出てくるようになりました。

話すときは、ろれつが回りにくくなっています。小声で話すのが難しいためか、誰と話しても「怒っている」「詰問されているようだ」という印象を与えてしまうようです。

——再発防止のために何か努力していますか？

血圧降下剤など高血圧症を防ぐ服薬の他は、とくに何もしていません。

じつは、3年ほど前に服薬をやめたことがあります。「そろそろ、やめても大丈夫だろう」と思ったためですが、数か月後に血圧が130〜190くらいにまで上がったので、怖くなってまた飲み始めました。

「血が止まりにくくなる薬を飲んでいる」ことは、つねに意識しています。たとえば歯科の治療を受ける際にも、注意していただくために予め伝えています。

5年前には痛風も発症しました。脳梗塞とどこまで関係あるのかはわかりませんが、遺伝の問題もあり、死ぬまでにあと3回くらいは循環器系の疾患で病院に駆け込むことはあるだろうと、今から覚悟しています。

久保田先生の解説

■働き盛りのストレスが脳梗塞の引き金になる

脳梗塞の発症当時、ＷＨさんは46歳ですが、けっして珍しい事例ではありません。お父さんにも脳梗塞や心筋梗塞があり、ご本人も低血圧気味だったようですから、脳梗塞のリスク要因はあったと言えます。山歩きやスキーが趣味で、一見、エネルギッシュな健康体。ストレスもさほど感じていなかったとおっしゃいますが、雑誌の編集長といえばかなりの責任がともなう激務でしょう。自分でも気づかないうちにストレスや疲労が蓄積していた可能性があります。

加えてＷＨさんの場合、前妻を亡くされ、男手一つで息子さんたちを育ててこられました。発症の数年前から血圧が上がり始めた背景には、そうした事情も関係しているかもしれません。ストレスには血圧を上げる作用があります。血圧の上昇は結果的に動脈硬化を引き起こしますから、ストレスと脳梗塞は関連すると考えるほうがいいと思います。

■病院へは、かならず救急車で！

脳梗塞を発症した朝、ＷＨさんは一刻も早く病院へ行こうと考えました。お父さんが脳梗塞や心筋梗塞を患っていたことから血管障害に関して知識があり、瞬間的に「自分も！」と思ったのでしょう。正しい判断でした。いざというときに適切な判断をして即座に行動するためには、十分な知識が必要です。

ただし、病院へ行くためにマイカーを運転した行為はたいへん危険です。途中で症状が悪化する可能性もあるし、交通事故を起こして他人を巻き込む恐れもあるからです。やはり救急車を呼ぶべきでした。

■脳梗塞に続いて脳出血が起こることもある

ＷＨさんの場合、とても幸運だったのは、担当の先生の言葉にもあるとおり「血栓の位置が運動神経の中枢からわずかにずれていた」ことです。血栓がどこにできて、脳血管のどこが詰まるかによって、脳梗塞の症状や後遺症は大きく違ってきます。

一方、同じ先生の「血栓を溶かす薬の量より血液が詰まる量が多ければ、脳溢血が起こる」という言葉には驚かれた方がいるかもしれません。これはおそらく、「投与する薬液の効果で血管の破綻を止められない場合は、脳溢血が起こる」という意味だと思います。

脳血栓は脳内の血流が悪くなって血管が詰まる病気、脳溢血（脳出血）は血流の圧迫が強すぎて血管が破れる病気ですから、同時に起こることはないと思われがちですが、動脈硬化による脳梗塞では、引き続き脳出血も起こりやすいのです。

■知識があっても、自己判断は厳禁！

退院後に関して言えば、ＷＨさんが散歩や柔軟体操、プールでの水中ウォーキングなどを行ったのは効果的だと思います。

ただし、左半身麻痺がありながら一人で山歩きに行ったのは問題です。事故が起こったときに対応が難しいだけでなく、山登りやスキューバダイビングなどは心臓に負荷がかかるため脳梗塞が再発する危険もあります。

体調がよくなったからといって服薬をやめるのもひじょうに危険です。歯科治療を受ける際に脳梗塞の薬を服用していることを説明するなど、ＷＨさんにはストローク・サバイバーとして生きるための自覚と知識を十分におありであることがよくわかります。しかし、なまじ知識がある方だけに落とし穴があるのです。自己判断は厳禁です。

第1部

そもそも脳卒中とはどんな病気なのか？

脳梗塞、脳出血、くも膜下出血の基礎知識

◉脳卒中は神経細胞がダメージを受ける病気

すでに述べましたが、「脳卒中」とは脳梗塞、脳出血、くも膜下出血に代表される脳血管の病気の総称です。

脳梗塞は、脳内の血管が詰まって、その先の神経細胞に酸素や栄養が行き渡らなくなる病気です。

脳出血は、その名のとおり脳内の血管が破れて出血する病気です。脳溢血《のういっけつ》と呼ばれることもあります。「溢血」は「血が溢《あふ》れる」という意味ですから、脳出血と同じ意味合いです。

くも膜下出血は、脳の表面にある瘤（動脈瘤）が破れて、頭蓋内に一気に血が吹き出す病気です。脳梗塞や脳出血と比べると発症率は低いですが、発症すれば重篤な後遺症をもたらします。

◉脳卒中は後遺症が残る病気

脳内で起きる脳梗塞、脳出血、くも膜下出血の発症の仕方はそれぞれ異なりますが、起こりうる後遺症はみな同じ

| 図4 | 脳卒中のタイプ

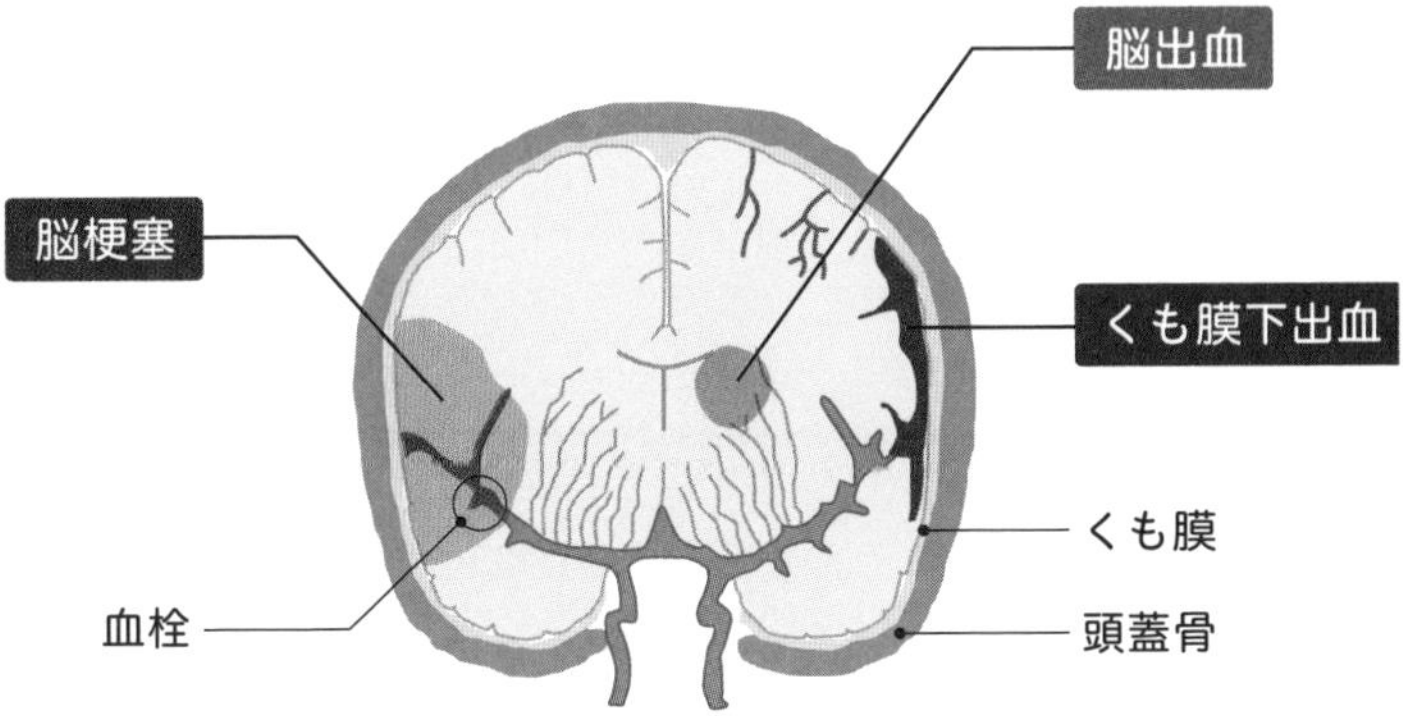

です。後遺症の症状が違ってくるのは、脳のどの部位がダメージを受けたかによります。

たとえば大脳に損傷があると、身体の半分が麻痺したり（片麻痺）、ろれつが回らないなどの言語障害が現れたりします。脳幹や小脳に損傷が生じると、歩行障害や手足が思うように動かないといった運動障害、モノが二重に見えるなどの視覚障害が起こります。

重篤なケースではその場で意識を失い、そのまま亡くなることもあります。

世界脳卒中機構の発表によれば、世界では今も脳卒中による死者が増え続けています。毎年570万人が脳卒中により死亡。これは心臓病について高い数値であり、重大な身体障害の原因の第1位でもあります。

日本では、戦後の一時期と比べて、脳卒中による死者は大きく減少しました。とはいえ、今も怖い病気です。死亡原因では、がん、心臓病、老衰に次いで4位。寝たきりになる原因としてはトップです。認知症の3分の1も脳卒中が原因とされており、「脳卒中」と「脳卒中による認知症」

を合わせると、寝たきりの原因のほぼ4割に達します。

◉脳卒中は再発の恐れが高い病気

脳卒中は再発の恐れが高い病気でもあります。最初の発症後、1年で10%、5年で35%、10年で50%の患者さんに再発が起こると言われています。すみやかに治療を受け、適切なリハビリテーションを行うことは、再発予防にも効果的です。回復して社会復帰したストローク・サバイバーにとっては、以前にも増して健康的な生活や適度な運動を心掛けることが再発防止につながります。

◉脳卒中は予防ができる病気

世界脳卒中機構のヴェルナー・ハッケ理事長は「脳卒中は予防が可能であり、また予防すべきである」と語っています。予防できる病気である以上、まずは脳卒中の予防を心がけ、生活習慣を見直していきたいものです。

そして、異常を感じたら、とにかく病院へ！　脳卒中を起こしたら、一刻も早く治療とリハビリテーションを始めるのが大原則です。死なないためだけでなく、予後をよくするためにも、早い対応が不可欠なのです。

脳卒中予防のためにも、万が一の際に正しく対応して回復を早め、予後をよくするためにも、さらに再発を防ぐためにも、何より必要なのは脳卒中に関する正しい知識です。第1部ではまず、脳卒中のおもだった3つの疾病、脳梗塞、脳出血、くも膜下出血について説明していきましょう。

1章

イザ！の時に役立つ「脳梗塞」の最新知識

■脳梗塞はこんな病気です

現在、脳卒中の中で日本人にいちばん多いのは脳梗塞で、全体の約6～7割を占めます。超高齢化の進展にともなってさらに増えることが予想されています。

「梗塞」とは、滞ったり詰まったりして流れが悪くなることです。脳梗塞では、脳の動脈の内側に「プラーク」と呼ばれる物質が付着して狭くなったり、「血栓」と呼ばれる血の塊が詰まったりして、血液の流れが阻害されます。その結果、神経細胞に十分な血液が供給されなくなり、大きなダメージを受けるのです。

予兆として、軽い麻痺、ろれつ障害やしびれが出ることもあります。

原因の一つは動脈硬化です。動脈硬化は血管の老化現象とも言われますが、生活習慣の影響で20代、30代の若い人にも起こり得ます。原因のもう一つは脳塞栓症《のうそくせんしょう》です。加齢にしたがって心房細動という不整脈が増え、脳梗塞を引き起こしやすくなるのです。

血圧が低めな人が発症しやすく、休息中や就寝中に発症するケースが多いようです。水分が不足すると血圧がさらに低下するので、水分は十分に摂るようにします。

現在では、発症後4・5時間以内に治療を開始すれば症状は劇的に改善

プラークと血栓

プラークは、コレステロールなどの脂質が粥状に固まって血管壁の内側に付着したもの。プラークが破裂すると、そこに血栓が生じる。血栓は、血管内で血液が凝固した塊。健康なからだでもケガなどで出血すると止血のために血栓が生じるが、ケガが治れば自然に血栓は消える。しかし、何らかの原因で血栓が残って大きくなると血管をふさぎ、虚血や梗塞を引き起こす。

し、8時間以内なら救命できるケースが増えました。どれだけ迅速に救急搬送できるかによって、後遺症の程度など予後も大きく違ってきます。

■こんな時は脳梗塞かもしれない

脳梗塞の特徴を以下にまとめます。

- 発症する平均年齢は他の脳卒中と比べて高く、70歳前後です。
- 最大の原因は動脈硬化と心房細動です。脳出血の患者に比べ、比較的血圧が低めの人に起こりやすい傾向があります。
- 発症するのは副交感神経が優勢で血圧が下がる、休息中や就寝中が多いようです。
- 脳の片側だけが障害を受けることが多いため、顔の片側だけがゆがんだり、一方の腕や脚だけがしびれたりします。頭痛はありません。
- 症状は突然起こり、その後比較的ゆっくりと進行します。

■脳梗塞の原因……生活習慣によりもたらされる動脈硬化

何度も繰り返し述べていますが、脳梗塞の大きな原因となるのは動脈硬化と不整脈です。「動脈硬化」とは、動脈が厚く硬くなった状態のことです。健康な血管は柔らかくて弾力性があり、状況に応じて収縮したり拡張したりしながら、血流の調整役を果たしています。

ところが、動脈硬化を起こした血管は弾力性を失い、硬くなった古いゴムホースのようにもろい状態になります。そうなると急激な温度変化や激しい運動などによる血圧の急変に耐えられなくなります。

動脈硬化は血管の老化現象とも言われますが、実際には20代や30代の若い人にも起こります。したがって、原因は加齢だけでなく、食生活や喫煙、飲酒、運動不足などの生活習慣だと考えられます。とくに食生活が欧米化したことにより、食卓から食物繊維が多い玄米や麦、豆類、イモ類などが減り、一方で高脂肪・高コレステロールの食事が増えたことが大きく関係しています。動脈硬化によって引き起こされるさまざまな病気を「動脈硬化症」と呼びますが、なかでも代表的なのが脳梗塞、心筋梗塞などの血管障害なのです。

動脈硬化の他には、脂質異常症、糖尿病、心房細動なども脳梗塞の要因となります。

■脳梗塞の種類……心臓の不整脈が原因で起こる脳梗塞もある

脳梗塞には次の3つのタイプがあります。

❶ラクナ梗塞

脳内にある細い動脈に起こる梗塞です。血管の壁が動脈硬化を起こして厚くなり、血管内部が狭くなったところに血栓が詰まって梗塞巣《こうそくそう》が生じます。「ラクナ」とは小さな空洞という意味です。

比較的、軽症の場合が多いのですが、再発をくり返すと血管性認知症やパーキンソン症候群を発症することもあります。

図5 脳梗塞の種類

ラクナ梗塞とアテローム血栓性脳梗塞

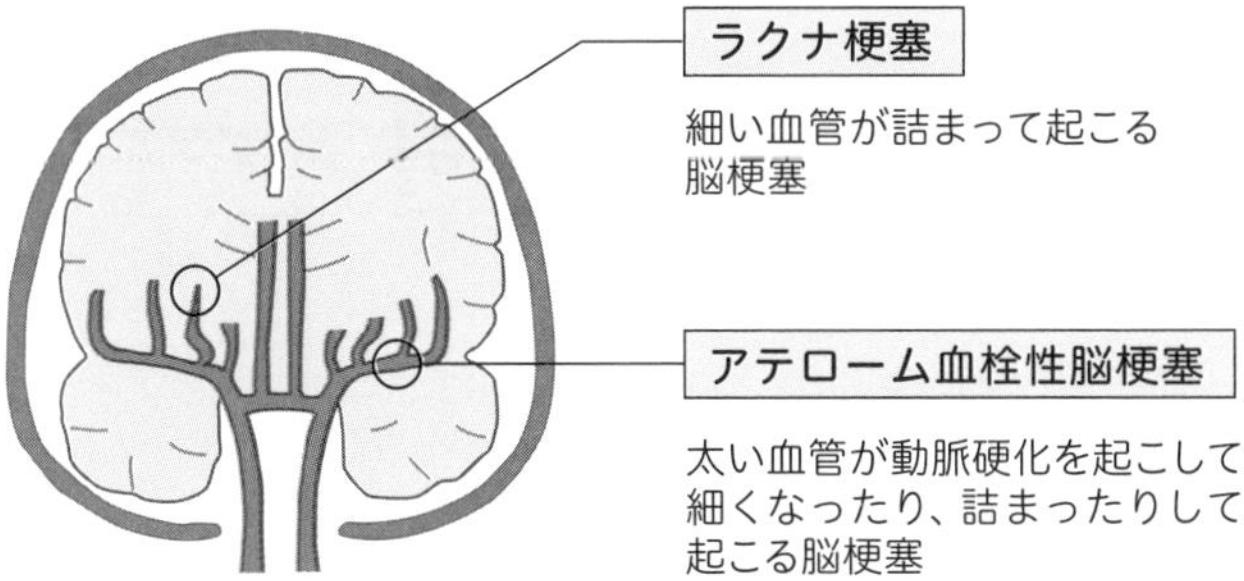
ラクナ梗塞
細い血管が詰まって起こる
脳梗塞
アテローム血栓性脳梗塞
太い血管が動脈硬化を起こして
細くなったり、詰まったりして
起こる脳梗塞

心原性脳塞栓症

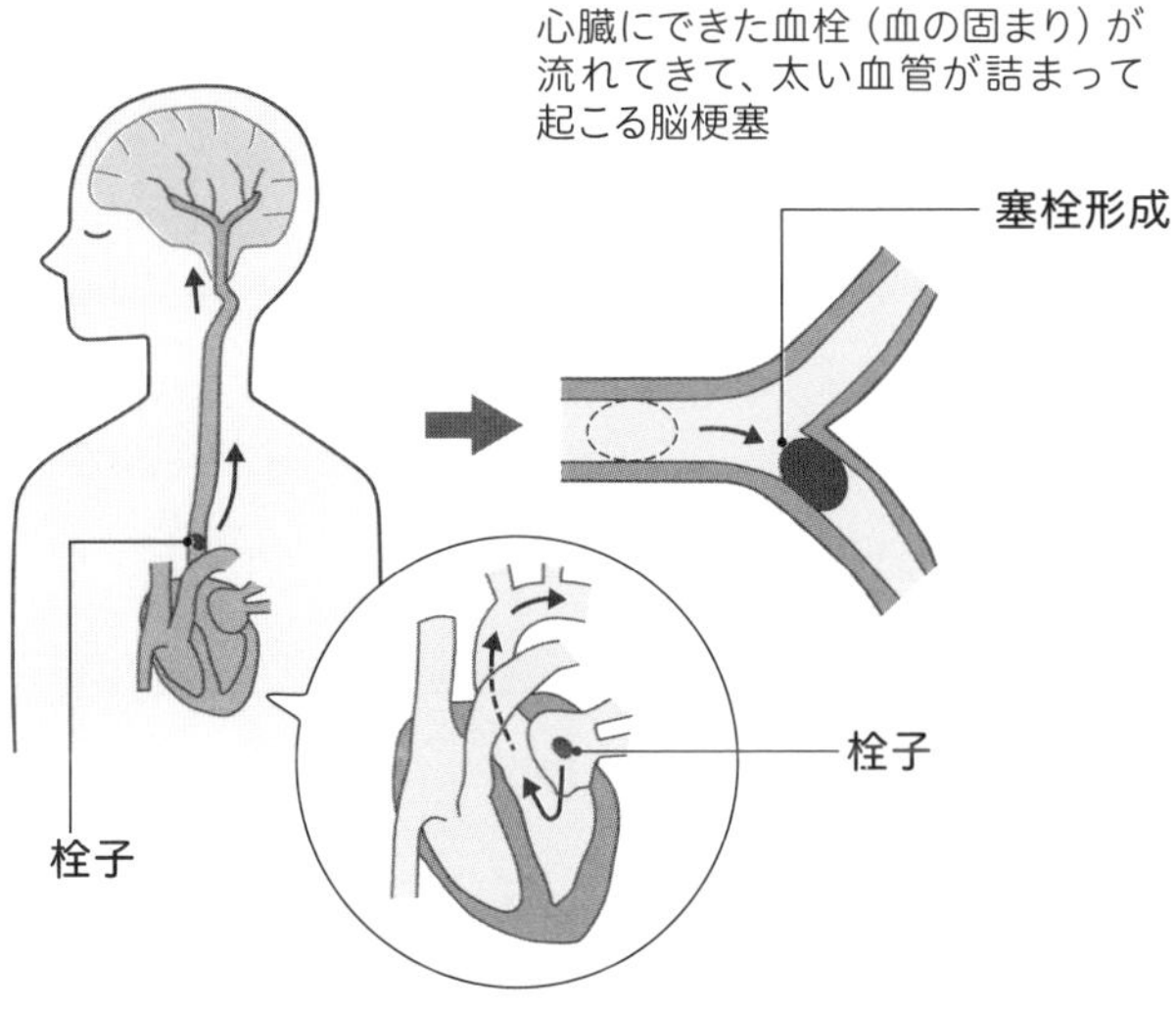
心臓にできた血栓（血の固まり）が
流れてきて、太い血管が詰まって
起こる脳梗塞
塞栓形成
栓子
栓子

❷アテローム血栓性脳梗塞

脳の比較的太い動脈に起こる梗塞です。動脈硬化などによって血管の内壁に傷ができると、修復のため血小板などが付着するのですが、血液中のコレステロールもプラークとなって一緒にこびりつき、動脈をふさいでしまいます。

広い範囲で梗塞が起こることが多いため、ラクナ梗塞より危険です。ちなみに「アテローム」とは粥状硬化《じゅくじょうこうか》という意味で、どろどろした粥状の物資がたまって動脈の内側が狭くなることです。

❸心原性脳塞栓症《のうそくせん》

前述した2つのタイプと異なり、心臓にできた血栓が原因で起こります。脳の病気なのに原因は心臓にあること、しかも健康診断などで注意を受ける不整脈が原因と聞けば、多くの人は驚くのではないでしょうか。

心房細動などの不整脈があると心臓の内部に乱流が生じ、血液どうしがぶつかって血栓ができやすくなります。血液にはいろいろな成分が含まれていて、もともと粘り気があるうえに、血管の流れるスピードも中心部は速く、外側は遅いという違いがあるため、互いにぶつかり合うことで固りができ、血栓となるのです。その血栓が心臓から押し出され、脳や首の動脈に至って梗塞を起こします。

心房細動には長く続く持続性心房細動もありますが、数時間から数日でおさまる発作性心房細動もあります。発作性の心房細動は発見がむずかしく、発見には長時間の心電図モニターなどが必要です。通常の健康診断や人間ドックでは見つかりません。そのため、健康に見える人が突然、脳梗塞に見舞われることもあるのです。そのためノックアウト脳梗塞ともいわれます。

心房細動は心臓の加齢現象と考えられます。心原性脳塞栓症は脳梗塞の20～25％を占めますが、高齢化とともに急速に増えています。現時点で60歳での心房細動の罹病率は1％ですが、80歳では2％が発症します。

■脳梗塞の予兆……軽い麻痺やしびれに注意

脳梗塞では多くの場合、突然、意識を失って倒れるような大きな発作が起こる前に、比較的、軽い症状が出ます。具体的な症状は梗塞が起こった部位により違いますが、以下に代表的なものを挙げておきましょう。

- 片側の手足の力が抜ける、力が入らない
- 片足をひきずってしまう
- 段差につまずきやすい
- ふらふらしてまっすぐ歩けない
- 片側の手足がしびれる
- めまいがする
- 吐き気がする

●言葉が出てこない
●ろれつが回らない
●相手の言葉が理解できない
●片側の目が見えない
●一時的に目が見えないことがある
●ものが二重に見える
●意識がぼんやりすることがある、何かいつもと違う

これらの症状は、一つでもあったら脳梗塞の可能性があります。いくつか重複していて、それがみな身体の左右同じ側で起こっている場合は、脳梗塞の疑いがひじょうに高いと思われます。

脳梗塞は1日のうち、いつ起こっても不思議はありませんが、いちばん起こりやすいのは早朝です。夜間は水分補給ができないため、血液が濃くなりがちだからだと考えられます。家族が朝、起こしに行ったらベッドの中で反応がなくなっていたということもあるため、「モーニング・ストローク」とも呼ばれます。

朝のうちに軽い症状が出て、その後、消えてしまうこともありますが、それで安心していると、梗塞が進行して取り返しがつかなくなる恐れがあります。気になる症状が出たら病院で診察を受けましょう。

column

脳梗塞の前ぶれ

一過性虚血発作と隠れ脳梗塞

半身麻痺など脳梗塞と同じ症状が現れるものの、24時間以内に消える発作を「一過性虚血発作」と言います。ほとんどの場合は１時間以内、なかには数分で終わるケースもあります。脳梗塞と同じく脳の血流が悪化することで発症しますが、梗塞が始まる前に血流が再び通じ、脳細胞の機能が回復するのです。

症状がすぐに消えるため軽視されがちで、病院で受診しない人もいます。しかし、治療せずに放置すると、３か月以内に15～20%が脳梗塞を起こすと言われています。とくに48時間以内が危険なので、脳梗塞に似た症状があったら、短時間で消滅しても、かならず専門病院で診察を受けてください。

治療は抗凝固薬の投与、リスク管理が中心になります。

一方、「隠れ脳梗塞」と言われるのは、数ミリ程度のきわめて小さい脳梗塞のことです。ＣＴやＭＲＩ検査が普及して以来、人間ドックなどで発見されることが多く、注目されるようになりました。罹病者は加齢に応じて増加する傾向があり、50代では約１割、60代では約２割、70代では約３割の人に見つかると言われます。

医学用語では「無症候性脳梗塞」と呼ばれ、ほとんど自覚症状はありませんが、時おり一過性の脳虚血発作を起こします。放置すると本格的な脳梗塞へと発展することも多く、隠れ脳梗塞がある人は、ない人と比べ、約４倍の確率で脳梗塞になることがわかっています。隠れ脳梗塞を予防するためには、禁煙、血圧の管理、コレステロールの管理など生活習慣病の管理が必要です。

■脳梗塞の治療……8時間以内なら血栓を溶解・除去できる

かつて「脳卒中で倒れた人を動かしてはいけない」と言われたことがありました。発作が起きたときは動かさず、じっと寝かせておく方がいいと考えられていたのです。しかし、その結果、多くの方がそのまま亡くなりました。寝かせておくだけでは、脳細胞がどんどん死んでしまうからです。

もし家族や知人が脳梗塞の発作を起こして倒れたら、一刻も早く救急車を呼んでください。意識があり、軽症と思われるときも、自分で病院に行こうとはせず、かならず救急車を呼びます。絶対にクルマを運転してはいけません。

救急車の到着を待つ間は、静かに横になって過ごします。意識がないときは、できるだけ動かさず、首をそらせ気味にして気道を確保し、脈と呼吸を確認します（次ページ図参照）。万が一、脈がなければ、ＡＥＤ（自動体外式除細動器）で電気ショックを与えて心臓の機能を回復させます。近くにＡＥＤがないときは、慣れた人がいれば心臓マッサージを行います。人工呼吸をしなくても、心臓を動かすことができれば、呼吸は自然に再開します。脳の治療が最優先ですが、心臓が停止しているときは、状態に応じて心臓マッサージも行いながら脳の治療を始めます。

病院での医学的な処置は、脳梗塞か、脳出血か、くも膜下出血かによって違います。たとえば、脳出血の場合は血圧を下げますが、脳梗塞の場合は下げません。

図6　気道を確保する方法

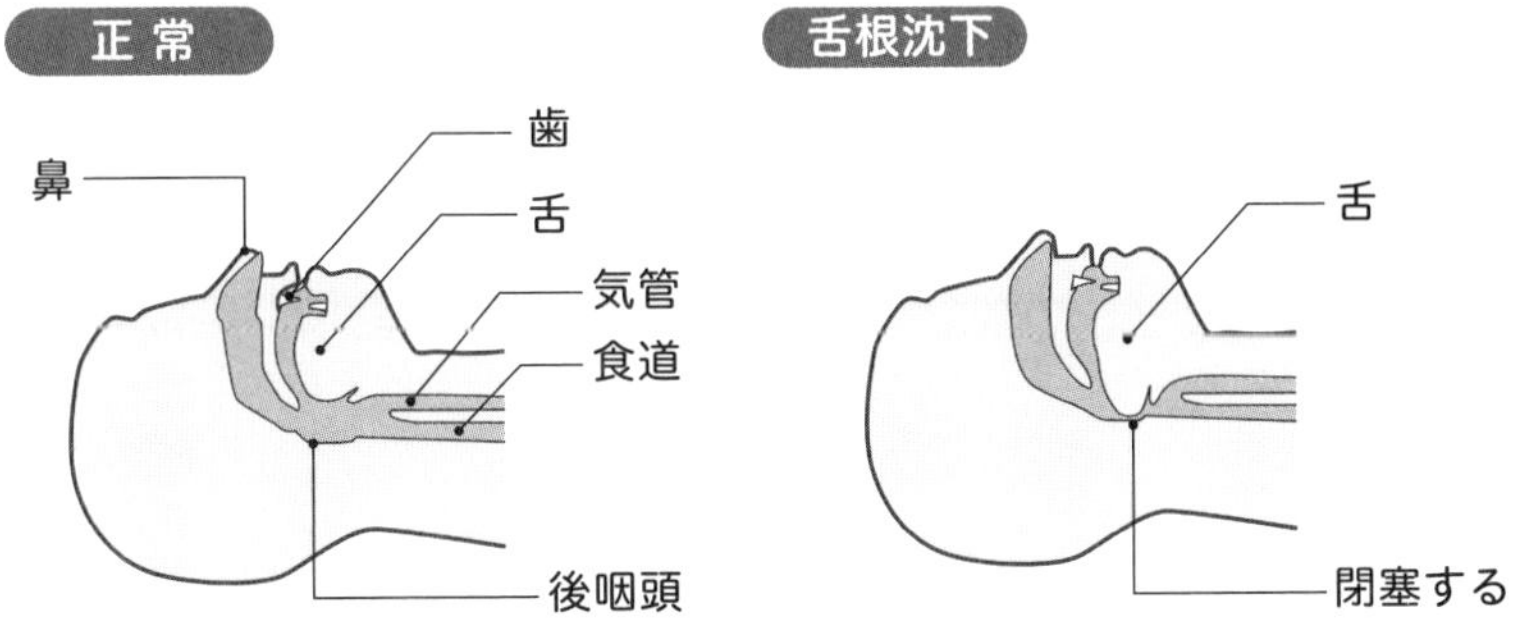

気道を確保するには、左手で頭を後ろの方に傾け、右手の人差し指と中指で、あごを引き上げるようにします。これで、舌根沈下による気道の閉塞を防ぎます。

発作後4・5時間以内であれば、点滴で血栓を溶かすことができます。t－PA（組織型プラスミノーゲン・アクティベータ）という薬液を静脈に投与する「経静脈血栓溶解療法」です。現在、もっとも有効と考えられている治療法で、早く治療を始めるほど効果が高く、約4割の患者さんはほとんど症状のないところまで回復します。

また発作後8時間以内であれば、梗塞を起こした原因の血管までカテーテルを入れ、特殊な装置を使って血栓を除去することができます。現在、使用が認められている装置は二つあり、メルシーリトリーバーでは血栓をからめ捕り、ペナンブラシステムでは血栓を吸い取ります。さらにソリティア、トレボシステムといった新しい血栓回収方法も開発されています。

症状が落ち着いた後は、抗凝固薬や抗血小板薬、抗トロンビン薬などを投与して症状の進行を防ぎながら、できるだけ早くリハビリテーションを開始します。

■病気の種類別予後の特徴

ラクナ梗塞は比較的、軽症で予後も良いのですが、何度も再発すると、血管性認知症やパーキンソン症候群を併発することがあります。パーキンソン症候群では、手足の動きが鈍くなったり、ふるえたり、歩行が小刻みになったりするなど、パーキンソン病に似た症状が出ます。

アテローム血栓性脳梗塞では、後遺症として片麻痺や感覚障害に加えて、失語・失認などの高次脳機能障害（6章参照）、心筋梗塞、四肢の閉塞性動脈硬化症を併発することがあります。

心原性脳塞栓症では、脳梗塞の範囲が広く、重症化しがちです。

パーキンソン病

脳の何らかの異常により、からだの動きに障害が出る。代表的な症状は、歩行などの動作が遅く小さくなる、手足が震える、手足を動かそうとすると関節がガクガクする、からだのバランスをとりづらいなど。患者数は日本国内で約15万人と言われる。原因としては遺伝や環境要因などにかかわる複数の仮説があるが、現時点では不明。根本的な治療法も見つかっていない。

column

若年性脳梗塞

脳梗塞は動脈硬化などの生活習慣病と密接に関係するため、通常は50歳以上で急速にリスクが高まります。しかし、若い世代に起こる若年性脳梗塞もあります。若年性脳梗塞では脳血管や生活習慣病などには異常が見つからず、原因不明のことも多いのですが、次の3つの特殊な疾病が関係していることがときにあります。

抗リン脂質抗体症候群

血液中に「抗リン脂質抗体」という自己抗体ができて血液が固まりやすくなり、全身のさまざまな部位で血栓ができたり流産などを引き起こしたりします。抗リン脂質抗体ができる原因はわかっていません。

奇異性脳塞栓症

足などの静脈にできた血栓が、心臓の左房と右房の間の穴（卵円孔）などを抜けて脳血管にまで到達し、脳血管を詰まらせます。先天的にあった心臓の一種の奇形が原因となって起こるものです。

もやもや病

脳の重要な動脈の一部が詰まりそうになった場合、血流を確保するために周囲の毛細血管が網の目のように広がることがあります。その状態が脳血管撮影ではもやもやした煙のように見えることから「もやもや病」と呼ばれます。しかし、毛細血管はもともと細くて詰まりやすいため、脳梗塞も起こしやすいのです。

2章

イザ！の時に役立つ「脳出血」の最新知識

■脳出血はこんな病気です

突然、脳内の細い動脈が切れて脳の内部に血液が漏れ出し、組織の一部が破壊される病気です。

原因のほとんどは高血圧です。高度経済成長期までの日本で発症率が高かったのも、食事での塩分摂取が多く、血圧が上がりやすかったからです。現在でも発症しやすいのは血圧が高めの人です。血色がよく汗っかきで太り気味の60歳前後の男性が目立ちますが、最近では80歳以上の高齢者も増えています。

興奮したり、力んだりする瞬間に発症しやすいのも、血圧が上昇するためです。入浴中、排便中、性行為の最中、また極端に熱いものや辛いものの飲食や周囲の気温の急激な変化なども血圧の極端な上下を起こすため要注意です。

病院へ搬送されたら、血圧を下げるための処置をして、安静を保ちます。回復しても再出血の恐れがあるため、生活習慣の改善と厳格な血圧管理が欠かせません。

■こんな時は脳出血かもしれない

脳出血の特徴をまとめます。

- 病気を発症する年齢は男性では60代、女性では60~70代が多いですが、30~40代でも起こり得ます。最大の原因は高血圧です。赤ら顔で汗っかき、太り気味で、濃い味を好む人は要注意です。

- 交感神経が優勢で血圧が上昇する活動中や、起床時、入浴時、排便時など血圧が大きく上下するときに起こりやすい傾向があります。
- 脳梗塞と比べ症状の進行が早く、出血後、数分で症状が現れます。一方で、脳梗塞と異なり、頭痛が伴うこともあります。

■脳出血の原因①……何よりも高血圧に注意

戦前から戦後の高度成長期までの日本では、脳卒中が死因の第1位でした。なかでも多かったのが脳出血（脳溢血）です。

原因の8割以上は高血圧です。当時の日本には、血圧の高い人がひじょうに多かったのです。日常的に塩分を過剰摂取していたためでしょう。

現在の日本食は低カロリーで健康的と考えられ、世界的に人気がありますが、戦前の日本では新鮮な肉や魚を食べられない人が多く、おかずといえば塩気の多い漬物や干物、味噌・醤油で味付けした塩辛い料理が中心でした。

塩分を摂り過ぎると血液中の塩分濃度が高くなり、濃度を下げるために水分が多く取り込まれます。その結果、循環血液量が増えて、血圧が上がるのです。

高血圧の状態が続くと血管に負担がかかり、ダメージを受けやすくなります。脳出血では、脳の血管が破れて脳内に血液があふれ出し、周囲にある神経細胞を圧迫して壊死を引き起こします。

予兆はとくにありません。突然、手足のしびれや麻痺、ろれつが回らないといった言葉の障害、頭痛などが起こり、重症の場合は意識がもうろうとして倒れてしまいます。

1960年代までは高血圧や塩分濃度についての問題意識が低く、有効な降圧剤もなかったため、多くの日本人が突然の脳出血で命を落としました。

脳出血の原因は遺伝ではありませんから、祖父母や両親が脳出血で亡くなられたからといって気に病む必要はありません。ただし、食事の好みや生活習慣は引き継がれることがあります。たとえば、塩分の多い料理を食べて育てば自然と塩辛い料理が好きになるし、運動をする習慣のない家庭で育てば自分もあまり運動をしなくなります。その意味で、家系に脳出血で亡くなられた方がいるときは、生活習慣を細かく見直してみる必要があるでしょう。

■脳出血の原因②……ヒートショックにも要注意

かつては日本ならではの家のつくりも、脳出血の発症に影響していました。冬には隙間風が通るような木造の家では、暖房のある室内と、暖房のない廊下や浴室、トイレなどとの温度差が大き過ぎたのです。

私が留学中住んでいたアメリカのアパートメントでは建物全体が暖められており、部屋の移動、共有スペースはすべて暖かく、これらが、日本に比べ米国において脳出血が少ない理由なのかと思いました。

｜図７｜ヒートショックの起こり方

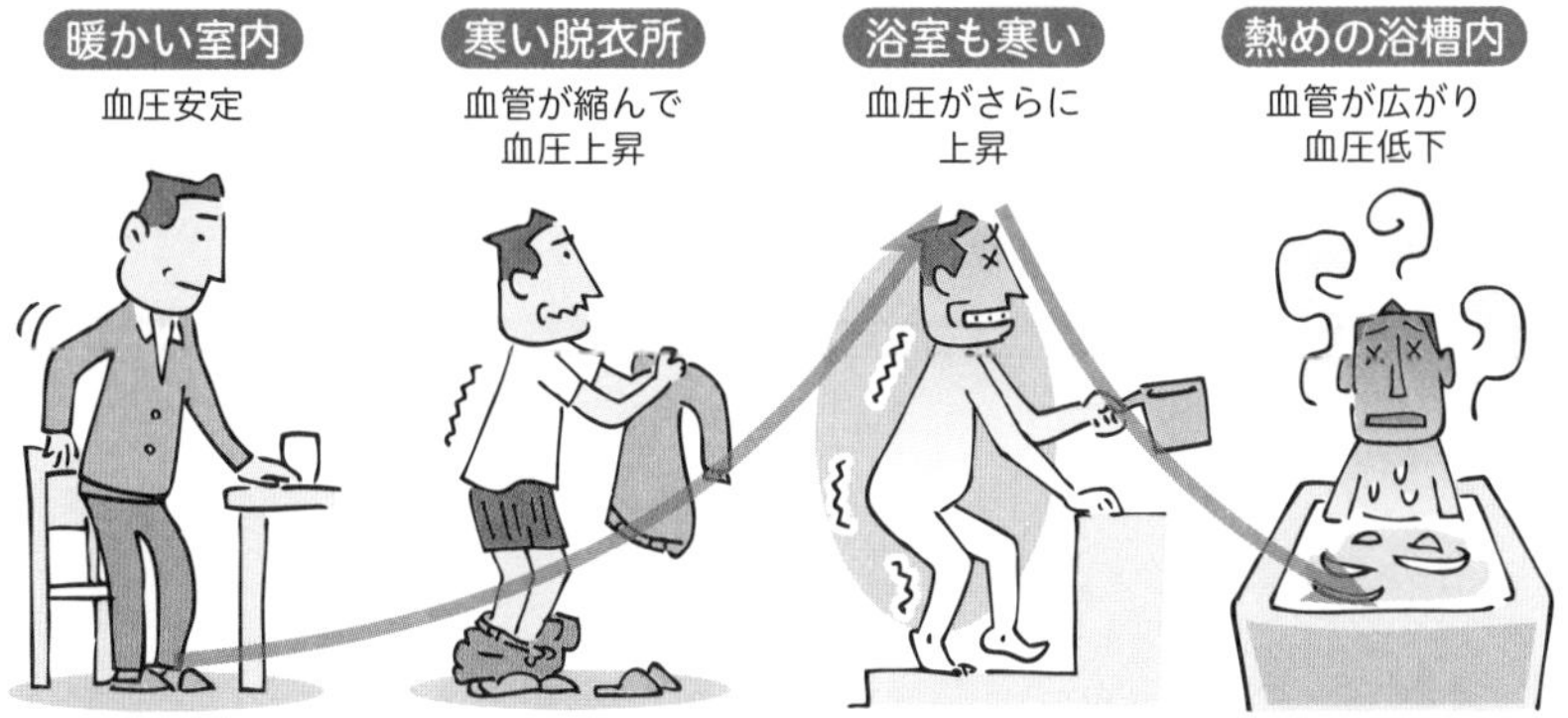
暖かい室内
血圧安定
寒い脱衣所
血管が縮んで
血圧上昇
浴室も寒い
血圧がさらに
上昇
熱めの浴槽内
血管が広がり
血圧低下

要注意事項	●65歳以上である　●高血圧、糖尿病、動脈硬化がある　●肥満　●不整脈がある ●浴室に暖房設備がない　●熱い風呂が好き　●飲酒後にお風呂に入ることがある… など

血圧は周囲の気温の変化に応じて、たやすく上下します。寒いと体温を維持するため血管は収縮し、血圧が上がります。暑ければ拡張し、血圧は下がります。

たとえば、夜中に暖かい布団を抜け出し、寒い廊下を通ってトイレに行けば、急激に血圧が上がります。お風呂に入るため暖房の効いた居間を出て、底冷えする脱衣所で裸になれば、やはり血圧が上がります。そして血圧が上がったまま熱い湯に飛び込むと、今度は一気に急降下するのです。

こうした気温変化にともなう血圧の乱高下に耐えられず、心臓や血管がダメージを受けることを「ヒートショック」と言います。65歳以上の高齢者ではとくに影響を受けやすく、脳出血や脳梗塞、心筋梗塞、大動脈解離などを起こして亡くなる人が、現在でも多数にのぼります。

１９７０年代に入ると高血圧のリスクが知ら

れるようになり、地域や職場の健康診断などで高血圧が早期に発見されるようになりました。よく効く降圧剤も登場し、重症の高血圧症も脳出血も急速に減少しました。

しかし一方では、高齢化にともなう発症例が増えています。年齢別の発症数を見ると、80歳未満では年々減少しているのに対し、80歳以上では増加しているのです。原因としては、高齢者では血圧管理がむずかしいこと、アミロイド・アンギオパチーという高齢者特有の血管障害が増えていること、脳梗塞や心筋梗塞を予防するための抗血栓薬の副作用で出血が起きやすいことなどが考えられます。

■脳出血の治療……止血して自然治癒を待つ

脳出血の症状は、脳梗塞とほとんど同じです。したがって、症状を見ただけで区別するのは難しいのですが、専門医が頭部CTやMRIの画像を見ればすぐにわかります。

脳出血と診断されたら、ベッドに横たわったまま安静を保ちます。そして、血圧を下げて出血を止める処置をします。出血した部分の周囲の脳が炎症を起こして腫れているときは、脳細胞の壊死を食い止めるため、腫れをとる薬を投与します。

同時に全身の状態を診て、出血のストレスにともなう胃潰瘍や出血などの異常があれば対処します。

アミロイド・アンギオパチー(CAA)

外傷性脳出血の原因となる血管障害の一つ。脳内の血管壁にアミロイド化したタンパク質が沈着したもの。「アミロイド」とは水に溶けない繊維状のタンパク質のこと。

出血が止まればあふれ出た血液は自然に吸収されるので、自然治癒を待ちます。出血の範囲が大きい場合は、開頭手術や内視鏡手術を行って血液を除去することもあります。しかし、それで脳の傷が治るわけではありません。一度、死滅した脳細胞は復活しないからです。

後は少しでも早くリハビリテーションを始めることが、回復や社会復帰のための最優先事項となります。

■脳出血の予後……再発予防には生活習慣の改善が第一

一度、出血を起こした脳は、再出血する可能性が高いことがわかっています。再発予防のために重要なのは血圧管理です。家庭用の血圧計を使って、毎日、時間を決めて数回、測定してください。

当面の数値目標は収縮期血圧で１４０以下、できれば１３０以下をめざしましょう。血圧は季節によって変動するし、１日のなかでも細かく変動します。一喜一憂する必要はありません。血圧管理のためのノートに記録して、診察のたびに主治医に見せれば、降圧剤を処方する際などの参考になります。

定期的にＣＴやＭＲＩ検査を受けて、小さな脳出血の傷跡などをチェックするようにすれば、さらに安心です。

しかし、何よりも心がけたいのは、日常生活の見直しと改善です。塩分控えめの食事と適度な運動を心がけ、禁煙と節酒を実行。冬場の暖房や急激な温度変化にも気をつけてください。

3章

イザ！の時に役立つ「くも膜下出血」の最新知識

■くも膜下出血はこんな病気です

脳の動脈にできた瘤（動脈瘤）が突然、破れて、脳の周囲に出血します。もっとも致死率の高い危険な脳卒中です。

多くの場合、何の前兆もなく、激しい頭痛や吐き気に襲われます。日常的な偏頭痛などとはまったく異なる激烈な頭痛です。

動脈瘤は、動脈硬化、高血圧、喫煙などの生活習慣により、誰でも、どの部位にも生じる可能性があります。破裂さえしなければ、自覚症状はありません。健康な人でも、40歳を過ぎれば脳のどこかに動脈瘤が生じていることが多いというデータもありますが、くも膜下出血を発症するのは、50～60代で血圧が高めの女性が多いようです。

予兆として、ふだんとは違う頭痛や視覚異常、めまい、歩行障害などが起こることもありますが、多くはありません。

くも膜下出血では、24時間以内に2度目の出血が起こることが多いので、一刻も早く病院に搬送して処置を受ける必要があります。

■こんな時はくも膜下出血かもしれない

くも膜下出血の特徴をまとめます。

- 脳梗塞、脳出血と比べ、比較的、若年層で発症しやすく、男性より女性が多い傾向があります。

・40代～50代では男性に、60代以降は女性に多く発症しますが、20代で発症することもあります。

・脳出血と同様、高血圧が最大のリスク要因ですが、親兄弟に経験者がいる人も要注意です。

・典型的な症状は、激しい頭痛と意識障害。突然、「バットでなぐられたような頭痛」に襲われます。

・発症した後、いびきをかいて眠ってしまうこともあります。たいへん危険なので、すぐに救急車を呼びましょう。

■くも膜下出血の原因……脳動脈瘤が破裂し頭蓋内に出血する

くも膜下出血は、脳卒中のなかでも、いちばん致死率の高い危険な疾病です。脳の動脈にできたこぶ（脳動脈瘤）が破裂して、脳の周囲に血液が噴出することで起こります。

発作は突然、起こります。多くの場合、前兆はありません。典型的な症状は、尋常ではない激しい頭痛と嘔吐です。およそ3分の1から2分の1の患者さんが瞬間的に死亡したり、意識を失ったまま死亡しています。

くも膜下出血は、稀に交通事故や転倒などによる外傷でも起こりますが、最大の原因は脳動脈瘤の破裂です。くも膜下出血で意識を失って倒れた結果、頭を打って外傷を負うこともあります。

ちなみに「くも膜」は、頭蓋骨の内側にあって脳を守る膜の一つです（次ページ参照）。脳の表面は三層の膜で守られていて、いちばん外側で頭蓋骨に接しているのが「硬膜」、いちばん内側で脳に接しているのが「軟膜」です。くも膜はその中間にあり、繊維が入り組んだ状態がくもの巣に似ていることから名づけられました。

くも膜と軟膜の間には「くも膜下腔」と呼ばれる空間があります。通常は脳脊髄液で満たされていますが、くも膜下出血が起こると大量の血液がここに溜まります。そして脳を強く圧迫するため、それまで経験したことのないような、激烈な痛みを感じるのです。

■くも膜下出血の治療……動脈瘤の再破裂を防ぐ

くも膜下出血は、突然、大出血に見舞われて、死亡する可能性のある危険な病気です。出血の時に亡くならなくても、意識を失ったまま回復せず、しばらくして命を落とす人もいます。

さらに、最初の出血を生き延びても、24時間以内に2度目の出血が起きる可能性がひじょうに高く、その場合には8割以上の患者さんが亡くなります。

したがって、くも膜下出血の発作が起きたときは、一刻も早く病院に搬送することです。病院では、すぐにCTやMRIなどの脳血管撮影を行い、動脈瘤の場所を特定した後、動脈瘤にクリップをかけてさらなる破裂の拡大を防ぎます。

治療については、開頭によるクリッピング術と、カテーテルによる血管内治療、コイリング術という二つの方法があります（次ページ参照）。どちらも根治性があるエビデンスのある治

図8 頭蓋骨のしくみ

脳は硬膜、くも膜、軟膜という3層の脳髄膜に包まれて頭蓋骨に収まることにより、保護されている。くも膜下腔は軟膜とくも膜の隙間にある空間で、髄液（脳脊髄液）で満たされている。

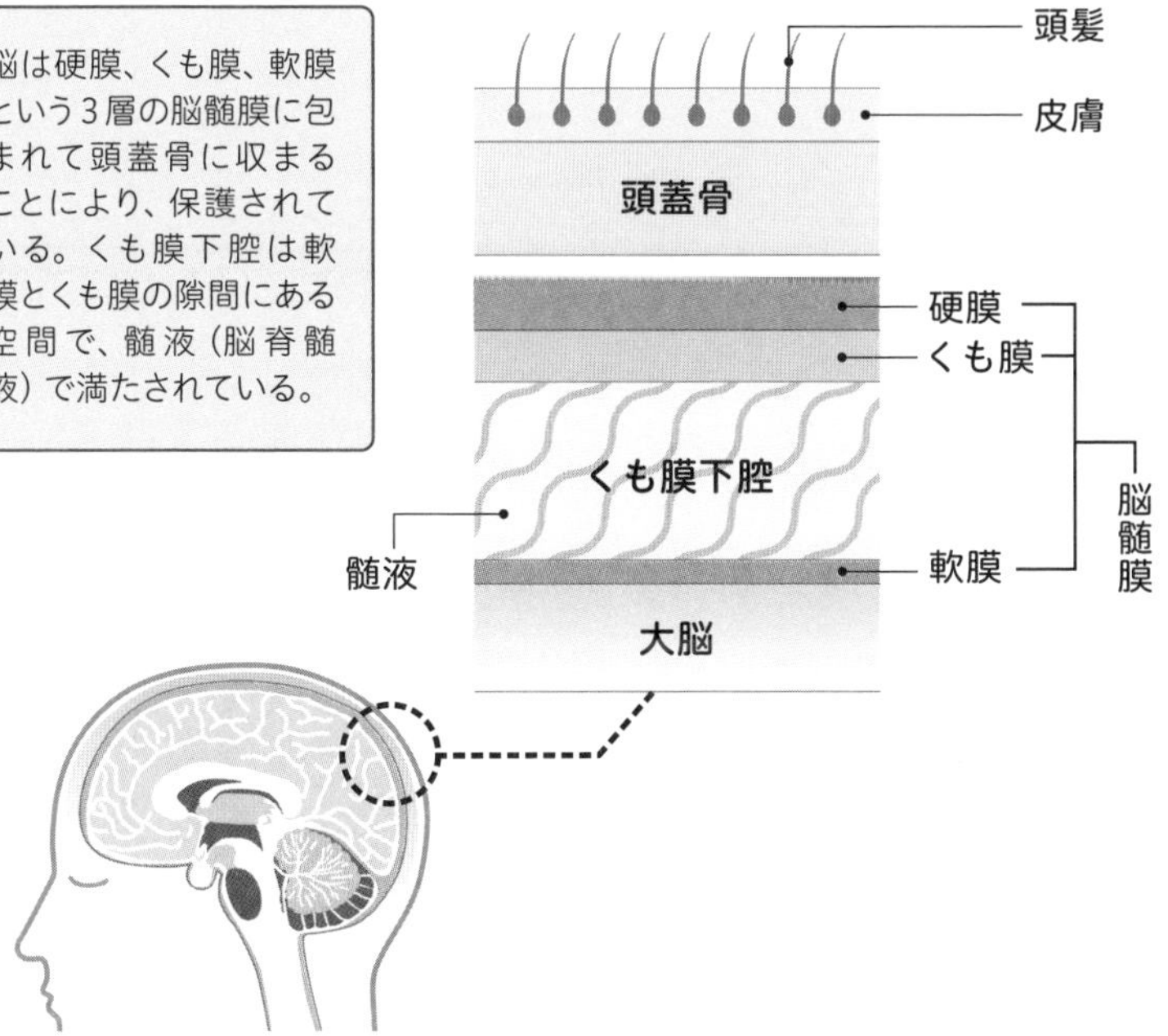

図9 クリッピング術とコイリング術（イメージイラスト）

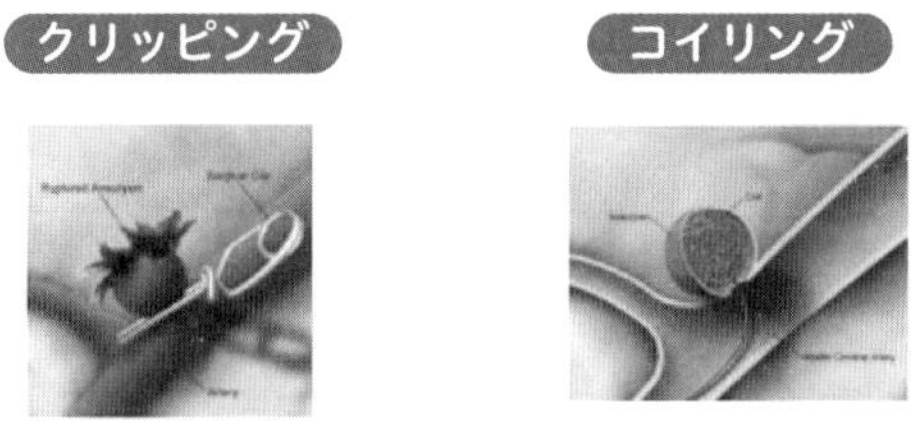

療方法です。

どちらの方法を選ぶかについては、破裂した脳動脈瘤の部位、形、合併症、施設の方針などで、最善のものが選ばれることになります。

また、くも膜下出血は、破裂し血管外に漏出した血液が血管周囲にこびりつき、脳血管攣《れん》縮《しゅく》という現象を引き起こすこともあります。脳血管攣縮は、破裂からおよそ14日間継続します。これによりクリッピングやコイリングが成功しても、その後、容態が変わることもあります。そのため脳血管攣縮では血圧管理、輸液管理などの全身管理が重要になります。

■くも膜下出血の予後……再発を防ぐには定期的な検査が必要

2度目の出血を防ぎ、脳血管攣縮の時期を超えることができれば、回復の可能性が高まります。ただし、くも膜下出血の予後は厳しく、リハビリテーションを行っても社会復帰できる可能性は3割程度です。

深刻な後遺症を防ぐためには、定期的な人間ドックなどにより、少しでも早く動脈瘤を発見することです。なぜなら未然に見つけることができれば、破裂する前に治療することが可能だからです。また専門医に相談して最善の治療を選ぶ時間的余裕を持つこともできます。

動脈瘤は、ある程度の年齢を重ねれば誰にでも見られますが、サイズが5ミリを超えると危険です（次ページコラム参照）。とくに、前交通動脈瘤、後交通動脈瘤、脳底動脈先端部など、血流の多い部位にできると破裂しやすいと言われています。

column

脳動脈瘤は誰にでもできる

くも膜下出血の大きな原因となる脳動脈瘤は、脳の表面を走る主幹脳動脈の血管の一部がこぶ状に膨れたものです。血管が二股に分岐した部分の壁、血流の圧《あつ》がいちばん強くかかるところが少しずつ膨らんで生じます。

脳動脈瘤は脳のどの部位にでもできますが、破裂しやすいのは血流が多い部分です。また、２個以上の動脈瘤がある場合、一方が破裂を起こすと、もう一つの瘤も破裂しやすい傾向があります。

遺伝性が証明されたわけではありませんが、一部のくも膜下出血は、特定の遺伝子が関与しているといわれています。また先天的に脳の血管が弱く、脳動脈瘤ができやすい人がいます。しかし、より大きなリスク要因は、動脈硬化、高血圧、喫煙、過度の飲酒などの生活習慣です。つまり、年齢を重ねれば誰にでも発症する可能性があるということです。健康な人でも40～50歳以降は脳動脈瘤がある可能性が高まり、20人に１人は動脈瘤を抱えているというデータもあります。また稀に、頭部外傷や中枢神経感染症によりできることもあります。

脳動脈瘤があっても、破裂さえしなければ特別な自覚症状はありません。しかし、突然、くも膜下出血のような致命的な発作に襲われる可能性があるのです。稀に予兆として、いつもとは違うズキズキする頭痛があったり、視覚に異常が生じたり、めまいや歩行障害が起こることもあります。そんなときはかならず専門病院で受診してください。

また、高血圧などリスク要因を多く抱えた方に動脈瘤があると危険です。一度、くも膜下出血を経験した方ならなおさらです。健康的に長生きしたいなら、生活習慣に気をつけながら、定期的に、できれば年１回の検査を受けることが必須だと認識してください。

第2部

脳卒中後に現れる後遺症と対処法

見逃してならないのは精神的な後遺症

◉発症のタイプは違っても後遺症は同じ

日本では、高度経済成長期と比べ、脳卒中で亡くなる人は減少しました。しかし、患者さんが減ったわけではありません。脳梗塞を主として新たに発症する患者さんの数は減っていませんし、脳卒中に見舞われても生き残る患者さん、いわゆる「ストローク・サバイバー」は、むしろ増えているのです。

深刻な疾患を乗り越えて生き残るのは、もちろん喜ばしいことです。ただし、脳卒中の場合は難しい問題が残ります。後遺症です。

日本人の死因の第1位であるがんは、たしかに恐ろしい病気です。しかし、早期に発見して適切な治療を受ければ、数か月で社会復帰することも可能です。転移や再発は心配ですが、その他の面では、仕事も含めて、おおむね発病前とほとんど変わらない生活を送ることができます。

ところが脳卒中の場合は、身体的にも、精神的にも、さまざまな後遺症が出る可能性が高いのです。脳には心身のあらゆる機能を司る神経が集まっているためです。さらに神経細胞は、いったん障害を受けてしまうと再生しません。

また脳卒中の病気の種類は違っても起こりうる後遺症はみな同じです。症状が違ってくるのは、脳のどの部位が障害を受けたかによります。前頭葉なら、運動や言語機能などに支障が生じます。側頭葉なら記憶に、後頭葉であれば視覚などに支障が生じるのです。

脳からの指令を手足に伝える指令系統が障害を受けたときにも、後遺症は生じます。脳の運動野から、脳の最下部にある延髄の「錐体交叉《すいたいこうさ》」を通り、脊髄を伝って手足の骨格筋に至る運動線維のルートを「錐体路《すいたいろ》」と呼びます。このルートが出血や梗塞などで壊れると、脳からの指令が伝わらなくなってしまいます。錐体路のどこに障害を受けたか、障害がどこまで拡大したかによって、麻痺の症状や深刻度は違ってきます。詳しくは後述する各章で解説します。

◉治療は早ければ早いほど効果がある

後遺症を防ぐため何より大切なのは、脳卒中の症状が出たら、できるだけ早く病院で治療を受けることです。治療やリハビリの開始が早ければ早いほど、後遺症の出現を抑えやすく、症状も軽くてすみます。

逆に、発症後、時間が経てば経つほど後遺症の程度は深刻化します。治療開始が遅れると、脳卒中の症状が重くなるだけでなく、後遺症も重くなるのです。

◉病気発症から3か月以内でどれだけできるか

その後の回復程度を大きく左右するのが、できるだけ早く治療を開始することと、病気発症から3か月以内でどこまでできるかです。早く開始することについては問題なく進められるケースが多いのですが、3か月以内でどこまでできるかは患者さんの気の持ちようの部分が多く、周囲の人のフォローが必要です。

◉精神にもダメージを受けていることを見逃さない

脳卒中の後遺症は麻痺や痙縮など見た目ですぐわかる身体的なものに関心が向きがちですが、脳が受けたダメージは精神的なものにも影響を及ぼしています。意欲の低下を招くうつをはじめ、認知症、てんかんなどを発症するケースも多いのです。こうした後遺症が起こりうることを知っておくだけで患者さんへの対応は異なってくるはずです。

脳卒中の後遺症はさまざまな形で現れます。第2部では、身体障害、精神障害、高次脳機能障害、脳卒中後てんかんの4つに分け、典型的な症状や治療法について説明します。治療法については、原因となる病気が脳梗塞か、脳出血か、くも膜下出血かに関わらず、症状が同じであれば、治療法はみな同じです。

4章

脳卒中後の身体障害

脳卒中を発症すると、多くの患者さんが運動機能に障害を受けます。手足の麻痺《まひ》から始まり、しだいに筋肉の硬直が強い痙縮《けいしゅく》、拘縮《こうしゅく》へと進行していきます。発症早期の治療の柱はリハビリテーションです。発症後、早く開始するほど高い効果が期待できます。

麻痺が起こるのは手足だけではありません。脳卒中の合併症としてもっとも危険なのは誤嚥性肺炎ですが、これは舌や喉の筋肉が麻痺して嚥下機能が低下した結果、気管から肺に異物が入り込んで肺炎を起こします。

身体障害の代表的なものは以下の3つです。本文の説明をする前にガイダンス的にまとめておきます。

■麻痺……治療の柱はリハビリテーション

脳卒中の代表的な後遺症は「麻痺《まひ》」です。通常、身体の右半身か左半身か、どちらかの運動機能だけが障害を受けます。治療の柱はリハビリテーションです。具体的には理学療法、作業療法、言語療法などがあります。リハビリ治療は早く開始するほど効果があがります。とくに発症後3か月間の集中的なリハビリが重要です。

リハビリ以外には、磁気や電気刺激を用いて脳細胞に刺激を与え、機能を活性化する治療法などが始まっています。また、今後は再生医療が治療のオプションになる可能性が高いです。

■痙縮……薬液の脊髄注入などさまざまな治療法が登場

麻痺が長期化すると、手足の筋肉が硬直して「痙縮《けいしゅく》」の状態になります。脳卒中の約4割に発症し、多くの場合は発症後数か月から半年くらいで始まります。痙縮が進行すると、さらに硬直化した「拘縮《こうしゅく》」に至るため、痙縮の徴候が見られたらすぐに治療を始める必要があります。

痙縮の治療もリハビリが中心ですが、他に薬物投与、電気刺激治療、温熱療法、外科的治療などがあり、最近ではボツリヌス菌の毒素を注射するボトックス治療や、薬液を直接、脊髄に注入するバクロフェン髄注療法（ＩＴＢ）も効果を上げています。

■誤嚥性肺炎……もっとも危険な合併症

脳卒中の合併症としてもっとも命にかかわる危険性が高いのが「誤嚥性肺炎」です。重篤な意識障害や舌や喉の筋肉が麻痺して嚥下《えんげ》（飲み込む）機能が低下した結果、食べ物や飲み物、唾液、口腔内の常在菌などが気道から肺に入り込み、肺炎を起こします。脳卒中の患者さんの約6割に発症し、肺炎がもとで亡くなる方もたくさんいます。

肺炎と診断されたら、すぐに抗生物質による治療を開始し、同時に肺に入った唾液などを排出するための体位ドレナージ（胸部理学療法：Ｐ１１０参照）を行います。一度、誤嚥性肺炎を起こすと慢性化する可能性が高いため、嚥下指導や口腔ケアなどを行って再発を予防することが大切です。

麻痺

■麻痺の原因と症状……手足の運動機能の低下や喪失

脳卒中の代表的な後遺症が麻痺です。「麻痺」とは、左右の四肢のどちらかの運動機能が低下したり喪失したりする状態です。

原因は脳の一次運動野、あるいは錐体路の運動線維の損傷です（次ページ参照）。一次運動野は脳の中心溝の前方、前頭葉と頭頂葉の間あたりの大脳皮質にあり、手足をはじめ身体の運動機能をコントロールしています。したがって、この部分が損傷すると、運動指令を出すことができません。

また、運動野からの指令は錐体路の運動線維によって手足に伝えられるため、錐体路が切れても脳からの指令は手足の筋肉に届きません。脳がいくら手足を動かそうとしても、思うように動かせなくなるのです。

脊髄の怪我などが原因の場合は全身の筋肉が麻痺することもありますが、脳卒中の後遺症では、通常、身体の右半身か左半身だけが麻痺します。「片麻痺《へんまひ》」あるいは「半身不随」などと呼ばれる状態です。

脳の左側が障害を受けると身体の右半身が麻痺、右側が障害を受けると左半身が麻痺することは、一般の人たちもご存知のことでしょう。左右が逆になるのは、錐体路の運動線維が、脳

図10 大脳の分解図

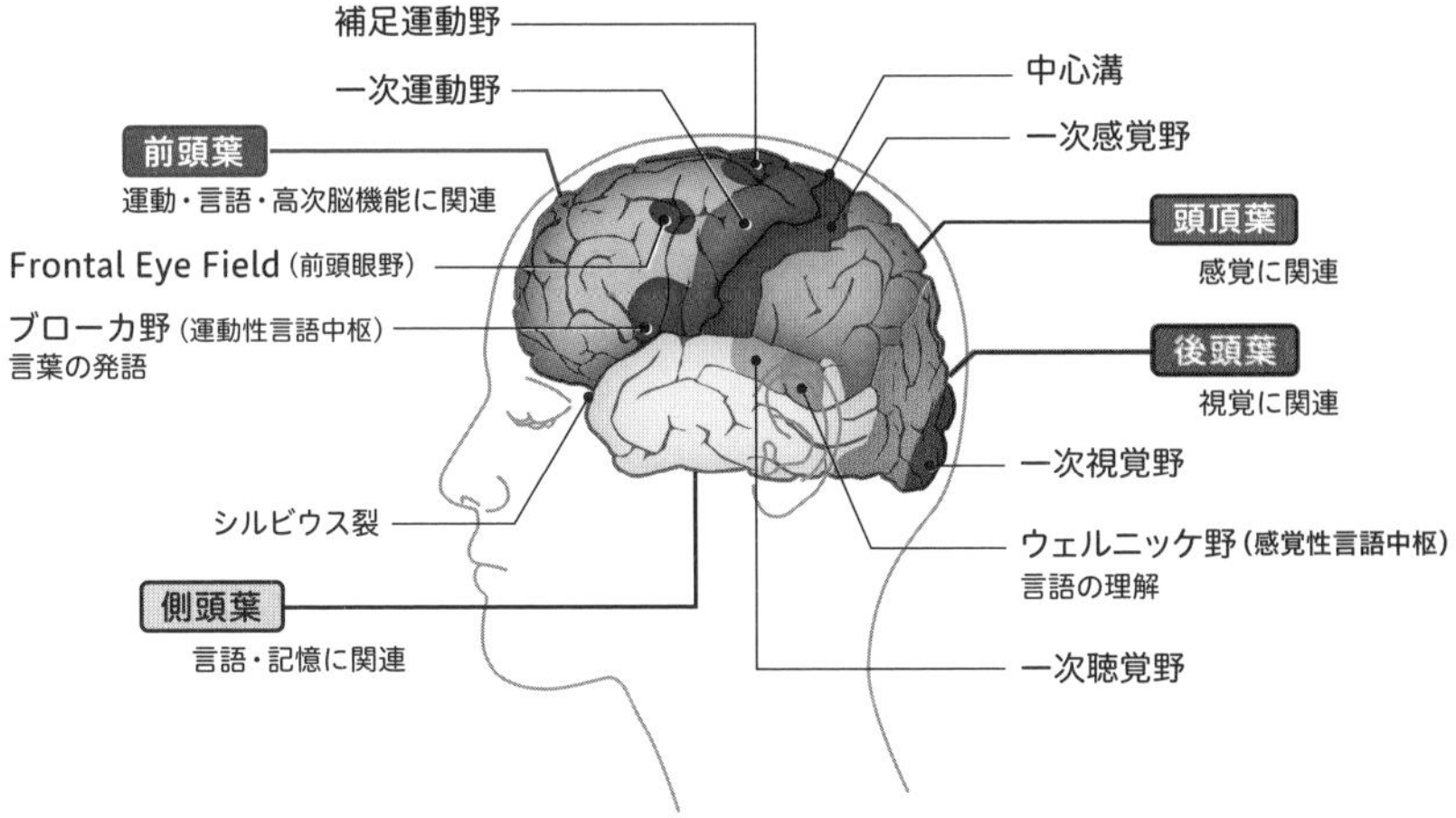

図11 錐体路のしくみ

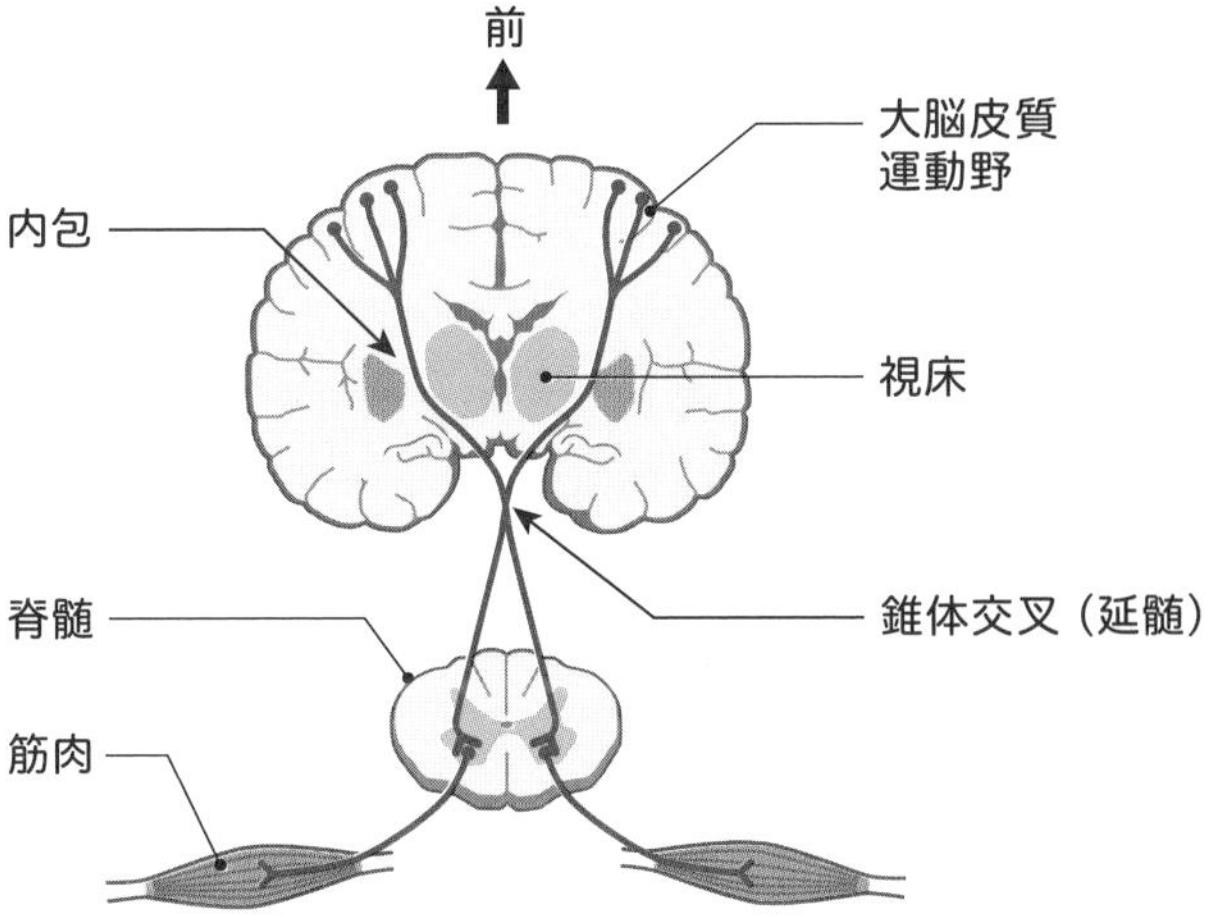

幹の延髄という場所で交叉（錐体交叉）し、それぞれ反対側の手足の運動をコントロールするようになっているからです。

錐体路がどこまで障害を受けたかにより、麻痺の程度は変わってきます。

腕が上がりづらい、手がしびれる、指先が思うように動かない、脚がもつれて歩きにくいといった、比較的、軽症の状態が「不全麻痺」です。パソコンを打てないため仕事に支障が出たり、持っていたコップを落とす、服のボタンがかけられないなど日常生活に不便をきたしますが、リハビリによりある程度の回復が期待できます。

一方、腕を動かそうとしても、ぶらーんと垂れ下がったまま、まったく動かない状態が「完全麻痺」です。脳からの指令系統が完全に遮断されてしまうと回復は困難ですが、損傷を受けた部位の状態によっては、症状を軽減できる可能性があります。

■麻痺の治療……発症後3か月間の集中的なリハビリが重要

麻痺の治療の柱はリハビリテーションです。

「リハビリテーション」とは、病気や怪我などで障害を受けて低下した身体的、精神的な機能を回復するための療法です。

障害の内容や程度に応じて「作業療法」「理学療法」「言語療法」などがありますが、脳卒中後の麻痺に対しては、おもに理学療法、作業療法が行われます。

理学療法には、低下した運動機能を回復させるために、運動そのものを行う運動療法、骨や筋肉などの障害箇所を温熱や電気刺激、超音波などを用いて治療する物理療法などがあります。手足の機能が麻痺した場合は、運動療法の中での筋肉トレーニングが中心となります。

壊れた神経細胞が再生することはありませんが、脳梗塞に陥り始めた段階なら、血栓を溶かしたり除去して、血流を再開させて神経細胞の壊死を止め、梗塞の拡大を防ぐことができます。だからこそ、一刻も早く治療を受けることが必要なのです。

脳卒中後のリハビリも、始めるのが早ければ早いほど、高い効果が望めます。かつては、脳卒中を起こした直後は安静にする方がいいと考えられていましたが、現在では発症直後、場合によってはその日のうちにリハビリを始めることも多くなりました。

以下、「急性期」（数週間以内）、「回復期」（3か月以内）、「慢性期」（3か月以降）の3段階に分けて、説明していきましょう。

急性期のリハビリテーション

脳卒中発症直後の超急性期では病状が進行する恐れもあるため、ベッドから起き上がることができません。したがって、この段階のリハビリはセラピスト（理学療法士）が急性期病院の集中治療室や急性期病棟の病室まで赴き、まずは安全にリハビリを行うため、リスク評価を行います。その後に患者さんは横たわったままの状態で（臥床）、動かなくなった関節や筋肉を他動的に動かします。

ベッドの上でセラピストが患者さんの手指の関節や足首をゆっくり回したり、反らしたりといった簡単なリハビリから始めます。褥瘡《じょくそう》や廃用症候群を予防するため、頻繁に体位を変える必要もあります。

病状が少し安定したら、ベッドから起き上がる（離床）訓練を始めます。急に起き上がると血圧が低下して脳の血流が下がる恐れがあるので、血圧や心拍数などをこまめにチェックしながら、少しずつ身体を起こしていきます。

ベッドの上で座れるようになったら、脚を床に下ろす訓練や車椅子に乗る訓練を始めます。

回復期のリハビリテーション

脳卒中発症後、数日から数週間たって症状が落ち着いた患者さんは、集中治療室を出て一般病棟や回復期リハビリテーション病棟（後述コラム参照）、あるいは回復期リハビリテーション病院に移ります。リハビリを行う場所も、病室からリハビリテーション室に変わります。

日常生活への復帰をめざした本格的なリハビリテーションの開始です。手すりにつかまって歩く訓練をしたり、服を着替える練習をしたり、具体的な内容は患者さんの症状によって異なります。

歩行練習は障害の程度に応じて、サイドケイン（片手用歩行器）、4脚杖、

廃用症候群

寝たきりなどで身体を動かさない状態が長く続くうちに、筋肉や関節をはじめ全身の機能が衰えることを「廃用」と言います。脳卒中後の麻痺が最初は半身だけだった人も、しだいに反対側の身体も動かなくなり、全身麻痺の状態に陥ることもあります。

発症する症状） 静脈血栓症、骨粗しょう症、筋力低下・筋萎縮、尿路・呼吸器感染症、起立性低血圧、褥瘡、心肺機能低下、関節拘縮など

図12 歩行訓練に使う杖と下肢装具

杖の種類

左より安定性の高いサイドケイン（歩行器型杖）、4脚杖、1本杖。麻痺の程度により最初から1本杖で歩行練習するケースもある。

（写真提供：幸和製作所）

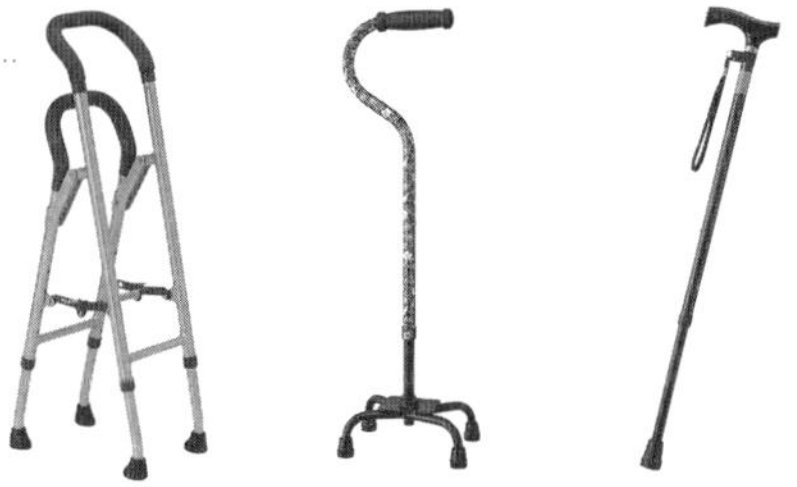

下肢（短下肢）装具の種類

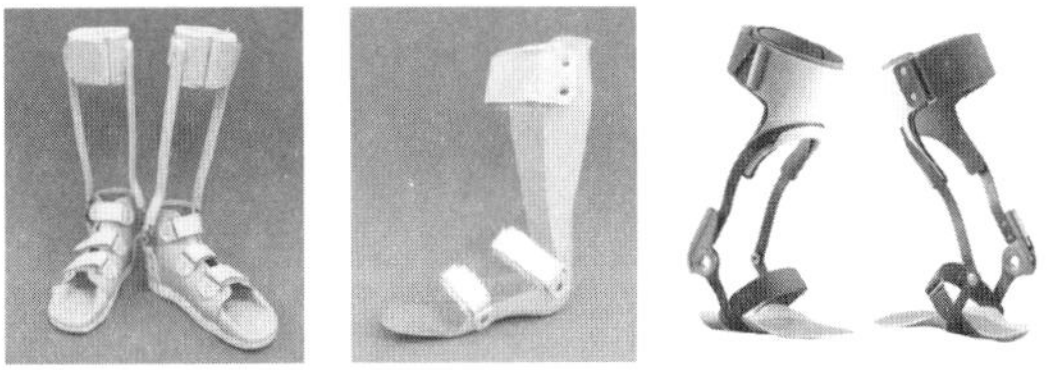

麻痺により歩行が困難な場合は足関節の固定を目的に短下肢装具を用いる。左より足首の固定性の強い両側支柱型、軽量で装着が簡単なシューホン型、油圧により滑らかな体重移動を可能にする油圧制御継手型などがある。

（写真提供：田村義肢製作所）

ロボットスーツ

製品名：HAL®自立支援用下肢タイプPro

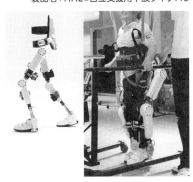

事故や病気などの影響で下肢が動かしづらくなってしまった方、立ち座りや歩行動作に不自由を感じる方、補助が必要な方の立ちたい、歩きたいという思いに応える「装着型サイボーグ」です。

（写真提供：サイバーダイン）

1本杖などを使って行い、必要に応じてセラピストが手を添えて介助します。麻痺した脚の関節を固定するための下肢装具や、身体を支える歩行器などを用いることもあります。

最近ではロボットスーツを使ったリハビリも行われるようになりました。障害を受けた部位の筋肉に少しでも生き残った神経細胞があれば、動こうとする意思を反映する体表に漏れ出る微弱な「生体電位信号」として検出し、装着者の意思に従った動作を実現するのです。

こうしたリハビリによって麻痺を改善するには、脳卒中発症後3か月以内の集中的なリハビリテーションが不可欠です。

麻痺した身体をふたたび動かす取り組みは患者さんにとって苦しいものですが、3か月間はあきらめずにがんばってください。効果は障害を受けた部位や程度、また年齢や日頃の生活習慣などによって異なりますが、何より重要なのは「よくなりたい」という本人の意欲です。絶対にあきらめずリハビリに取り組んだ患者さんは、この3か月で急速によくなります。

column

回復期リハビリテーション病棟

脳血管障害や骨折などの大怪我で急性期の治療を受けた後、回復期に入った患者さんが、社会復帰をめざしてリハビリテーションを行うための病棟です。患者さん個々のプログラムに基づき、医師、看護師、ケアワーカー、リハビリ専門のセラピスト、薬剤師、管理栄養士などがチームを組んで効率的なリハビリ治療を行います。

入院条件や期間は疾患や重症度により定められており、脳卒中の場合、入院できるのは発症から2か月以内、入院期間は通常150日以内、高次脳機能障害（6章参照）などを伴う場合は180日に限られます。

TMGあさか医療センター

理学療法士　高村修一さん（仮名）のお話

筋肉は使わないとどんどん萎縮していきますから、リハビリはできるだけ早く始める方がいいですね。最近では入院当日から始めることもあります。

急性期リハビリの場合、当面の目標は離床、つまりベッドから起き上がれるようになることです。それができないと車椅子にも乗れません。担当の医師と相談して、患者さんの全身状態を見ながら、手や足を少しずつ、慎重に動かすところから始めます。

回復期リハビリテーション病院では、1単位20分で、1日最大9単位、合計3時間までのリハビリが可能ですが、急性期病院では通常、20～30分程度です。入院期間は最長でも2か月ですから、その間にできることは限られると思われるかもしれません。

しかし、同じ期間、同じ時間内でも、患者さんご本人の気持ち次第で、成果は大きく違ってきます。最初からすべてをあきらめてしまった患者さんは、いくら私たちが促しても起き上がることができません。一方、必ずよくなると信じて、本気でリハビリに取り組む患者さんのなかには、驚くほど回復する人もいるのです。

2か月後に回復期リハビリテーション病院に移って、本格的なリハビリが始まっても、取り組み方しだいで成果には大きな違いが現れるはずです。

TMGあさか医療センター
作業療法士　斉藤　真さん（仮名）のお話

作業療法では、認知症やてんかんの患者さんと一緒に集団リハビリテーションを行うことがあります。入院中は誰でも気分が落ち込み、引きこもりがちですが、グループで行うと「つらいのは自分だけじゃない」と感じ、前向きな気持ちになれるのです。

折り紙や塗り絵など単純な作業では、「そんなことやってられるか」といって拒否される患者さんもいます。そういう場合に無理強いすることはありません。いやな作業を強要したら怒りの感情だけが残り、かえって逆効果ですから、傍らで見ているだけでいいのです。

それでも、他の患者さんの作業を見ているうちに「そこは緑色の方がいい」とアドバイスしたり、「上手ですね」とほめたりする人が出てきます。指示を出したり評価したりする役目に慣れている人もいるのです。自分に合った役割を果たせば、その患者さんは刺激と満足を得られるし、ほめられた患者さんも喜び、自信がつきます。どなたにもその人なりの役割がある。私たちはその役割を尊重し、その人なりの能力や可能性を探りながらリハビリを進めていきます。

グループで歌を歌うこともあります。歌は言語機能の訓練になります。自然と呼吸が深くなって横隔膜や内臓が刺激されるため、身体にもいい影響を及ぼします。さらに、子どもの頃に歌った童謡などを歌うと、昔の思い出がよみがえり、記憶を取り戻すきっかけにもなるのです。

そのせいでしょう。最初は暗い顔をしていた人が、最後は笑顔で帰っていくことがよくあります。現在は誰でも知っている『故郷《ふるさと》』などの唱歌が多いのですが、これからは、ビートルズなどもレパートリーに採り入れていくと効果的かもしれませんね。

慢性期のリハビリテーション

3か月以降の回復はゆるやかになります。退院後も、体力維持や機能維持のため自宅などでもリハビリを続ける必要がありますが、その際は家族や周囲の人の理解と協力が不可欠です。患者さんが無理なく生活できるように、トイレや廊下に手すりをつける、段差をなくすなど、自宅のリフォームが必要になる場合もあります。

自宅でできる具体的なリハビリとしては、歩行訓練に加えて、関節が硬くなったり足腰の筋肉が弱くなったりしないよう、椅子からの立ち上がり訓練やストレッチなどを行います。

自宅での地道なリハビリを続けた結果、驚くほど回復する人もいます。たとえば、退院直後は介助や杖がなければ歩けなかった男性は、毎朝、奥さんと一緒に長時間の散歩をするうちに、一人ですたすた歩けるようになりました。

自宅でのリハビリを続けるコツは、けっして無理をしないこと。がんばり過ぎず、しかし継続的に行うことです。リハビリの意欲を失わないためには、毎日の生活に喜びや充実感をもてるようにすることです。麻痺のリハビリというと、身体を動かすことばかり考えがちですが、精神面のケアも同じくらい大切です。

たとえば、病気だからといって家に引きこもらず、短時間でも家を出て外の世界を体験しましょう。元気だった頃の趣味を続けるのもいいし、新たな趣味を始めるのもよいでしょう。以前と変わらぬ規則的な生活を続け、できることは自分で行うこと。できれば、簡単なことでもよいので、家庭内でも積極的に役割を見つけるようにしてください。

リハビリテーション以外の治療……磁気刺激治療と電気刺激治療

リハビリ以外の治療として、最近、一部の病院で行われているものに「経頭蓋磁気刺激治療（ＴＭＳ）」があります（ｐ１６５参照）。脳卒中の後、生き残った脳細胞に磁気刺激を与えることで、その機能を活性化しようとするものです。２００８年、東京慈恵会医科大学附属病院が脳卒中後の上肢麻痺と失語症の治療のため導入し、一定の成果を挙げてきました。ただし、すべての患者さんに効果があるわけではなく、現時点では実施している病院も限られています。

一方、「経頭蓋直流電気刺激」は、磁気刺激の代わりに陰性電流を用いて脳細胞に電気刺激を与えます。磁気刺激と比べると安価で、簡単とされています。

しかし、いずれの治療法も、現時点では病状がやや安定した亜急性期から慢性期の患者さんが対象です。

column

なぜリハビリによって、麻痺した手足が動くようになるのか

例えば、脳梗塞によって神経細胞の７割が死滅したとしましょう。そこが左足に運動指令を送る部位だとすれば、左足が思うように動かなくなってしまいます。

ただし、動きにくくなった左足をなんとかして動かそうとするリハビリを続けると、残った３割の神経細胞を鍛えることができます。神経細胞自体の数が増えることはありませんが、神経細胞から細長い腕のような線維（軸索《じくさく》）が新たに伸びて、他の神経細胞とつながり、死滅した部分の機能を補うようになるのです。

手足は、反対側の脳が機能を司っているわけですが、障害を受けた脳の反対側の脳（すなわち障害側と同じ側にある脳）の神経細胞が活動し始め、運動命令を出すようになるという報告もあります。

また、生物の身体では、通常は脳からの指令が伝えられることによって末梢の筋肉が動きます。しかし、逆に末梢の筋肉を刺激することで逆行的に脳を刺激し、活性化することもできるのです。こうした変化を、専門用語では「脳の可塑性」と呼びます。神経可塑性が起こりやすい時期は脳卒中発症後３か月と考えられています。

痙縮

■痙縮の原因と症状……手足の筋肉が硬直して伸びなくなる

麻痺の症状が長期化すると（多くの場合は数週間から半年くらい）、痙縮《けいしゅく》に至る恐れがあります。「痙縮」とは、脳卒中や脊髄の損傷などによって麻痺した筋肉が異常に緊張して硬くなり、曲がったまま伸びなくなったりする、もしくは伸びきったまま曲がらなくなるという症状です。脳卒中の後遺症では患者さんの約４割に発症すると言われます。

手足の筋肉は、本来、縮んで曲げる筋肉（屈筋）と緩んで伸ばす筋肉（伸筋）がバランスを保ちながら機能しています。ところが、錐体路の神経線維が損傷して脳からの指令が伝わらなくなると、そのバランスが崩れます。縮む筋肉ばかりが興奮して緊張し、曲がったまま固まってしまうのです。

さらに、外部から関節に力を加えたとき、最初は抵抗が強かったものが、ある時点から急に抵抗が弱まることがあります。これを「折りたたみナイフ現象」と呼ぶのですが、屈筋と伸筋のいずれか一方の興奮がとくに強く見られるのが特徴です。

そうなると、関節が曲がるだけでなく、伸び切ったまま動かなくなることもあります。よくあるのが下肢の膝関節や足指の関節が伸びたままとなるケースです。

痙縮が起きると腕が動かしにくいため、着替えることが大変になります。また、指が思ったとおりに動かず、物をうまくつかめない。手のひらを開くことができず、清潔が保てない。膝がつっぱって痛い。足の爪先が伸びないため、歩きにくいといったように生活に支障をきたします。

脳卒中の後、このような不便が気になり始めたら、痙縮の可能性を考えるほうがよいでしょう。

進行した場合の典型的な症状は、次のとおりです。

●手首が曲がったまま動かない（次ページイラスト①）
・肘が曲がったまま動かない
・手の指が曲がったまま伸びない
●手の指がにぎりこぶし状になって開かない（イラスト②）
・肩の関節が固まって動かない
●膝が内側にくっつき歩きづらい（イラスト③）
・脚の筋肉がつっぱったようになって動かない
●足首が伸びたままで、足裏の側に曲がってしまう（イラスト④）
・かかとが地面や床面につかない
・足の指が内側に曲がったまま伸びない

四肢が完全に麻痺してまったく動けないことに比べれば軽症だと思われるかもしれませんが、けっして楽ではありません。

｜図13｜典型的な痙縮

上肢痙縮

①

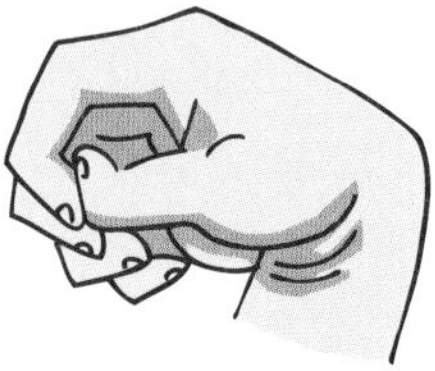

手関節の屈曲

袖に手を通す際に邪魔になるほか、二次的な手根管症候群を引き起こすことでも知られる。

②

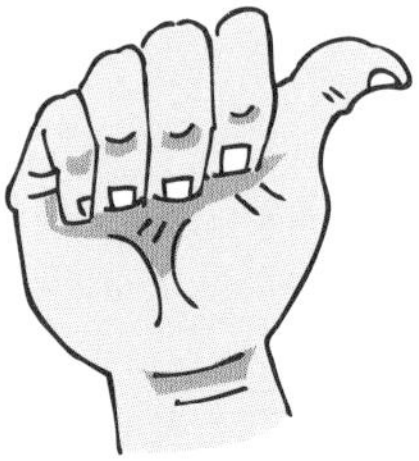

にぎりこぶし状変形

指の爪が手掌に食い込み開けないため、清潔を保つことが困難になる。

下肢痙縮

③

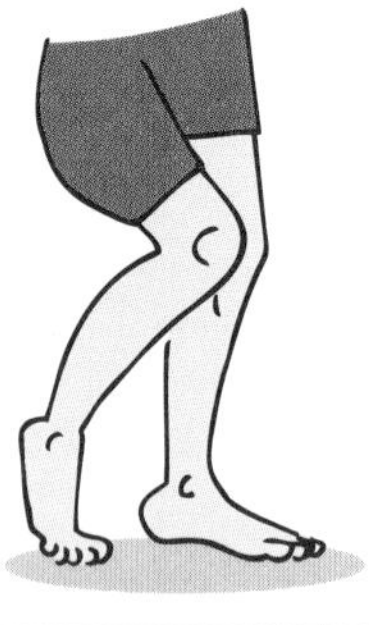

膝関節の屈曲

立位や移乗動作が妨げられたり、高度な場合、座位保持が困難となる。

④

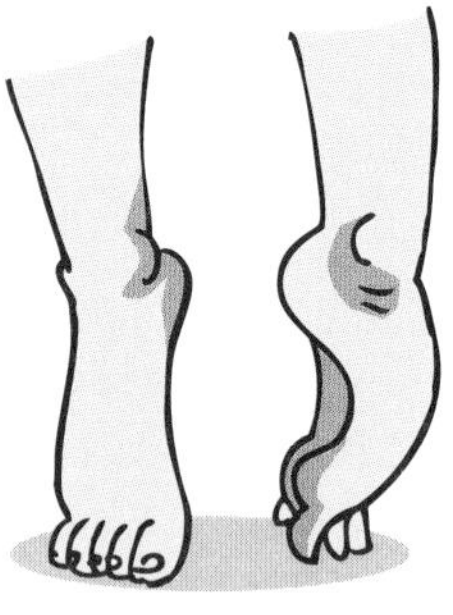

尖足《せんそく》・内反尖足《ないはんせんそく》

基底支持面が不十分なため、異動や移乗を妨げる大きな要因となる。

たとえば、前述したように着替えができない、爪が切れない、身体を洗えない、歩きにくい、という以外にも腕が屈曲して胸部を圧迫するため締め付けられるようで心理的に苦しい、手足を無理に動かそうとするとひじょうに痛い、食事がしにくい、よく眠れない、思うようにリハビリテーションが行えないなど、さまざまな支障が生じるのです。

痙縮が進行して慢性化すると、さらに硬直化した「拘縮《こうしゅく》」に至ります。拘縮になると、筋肉が緊張して凝り固まった状態で固定化し、元に戻ることがありません。したがって、痙縮の徴候が見られたら、少しでも早く治療を始める必要があります。

■痙縮の治療……新しい治療法も登場するが未だ完治には至らない

痙縮の治療としては、リハビリテーションに加えて、薬物投与、電気刺激治療、温熱療法、外科的治療などが行われます。ただし、いずれの場合も痙縮を完治させるものではありません。患者さんが少しでも動きやすくなり、日常生活の質を改善することが目的です。

痙縮のリハビリテーション

麻痺と同様、痙縮が始まってからも理学療法によるリハビリテーションを行います。目標は、筋肉の硬直をときほぐし、関節の可動域を拡げることです。麻痺から進行した痙縮であれば、麻痺の状態に戻すことを目的とすることもあります。痙縮と比べれば、バランスのとれた筋肉の麻痺のほうが生活しやすいためです。

理学療法のセラピストが補助しながら、ストレッチや関節可動域訓練などを中心に行いますが、筋肉の硬直が強い場合には、次に述べる薬物治療をまずは併用し始めます。

❶内服薬投与（口絵参照）

リハビリテーションと並行して、ダントロレンナトリウム、チザニジン、バクロフェン、ジアゼパム、エペリゾンなど、硬直した筋肉をやわらかくする作用のある内服薬を投与します。副作用を避けるために少量から始めるので、薬の種類や投与量が決まるまでに一定の時間がかかります。また、痙縮の程度が強い場合は、あまり効果が望めません。

❷神経ブロック治療

痙縮の症状が出ている部位の神経にフェノール、エチルアルコールなどの薬液を注射します。収縮しようとする神経の働きをブロックし、周辺の筋肉をやわらかくするのが目的です。

❸ボツリヌス治療

ボツリヌス菌の毒素ボツリヌストキシンを精製した薬液（商品名ボトックス）を痙縮した筋肉に注射する「ボツリヌス療法」もあります。薬液の商品名から「ボトックス注射」とも呼ばれます。ボツリヌストキシンには筋肉の緊張を弱める作用があり、比較的安全なため、美容整形ではシワ取りなどに使われています。これが痙縮の症状緩和にも効果があるのです。効果は注射後3～4日で出始め、約3～4か月間持続します。注射の効果がある間に集中的なリハビリテーションを行えば、さらに効果的です。

ボトックス治療は、保険診療でカバーされます。施行前に主治医に伝え、身障者手帳を作成してもらえれば、月額1万5000円程度に負担軽減できます。

❹ バクロフェン髄注療法(ITB)

痙縮の症状が強く、薬の内服や、ボトックスだけでは十分な効果が得られないケースでは、バクロフェンの薬液を、直接、脊髄周辺の作用部位に入れるバクロフェン髄注療法(ITB)が行われることもあります。

手術では患者さんのおなかの皮膚の下に薬剤注入ポンプを埋め込み、そのポンプに注射器で体外より薬液を定期的に補充します。ポンプ内の薬液は、カテーテルを通って少しずつ脊髄の周囲(髄腔)に送られます。患者さんの症状に応じて薬液の量を調節することが可能なため、強い痙縮にも対応できます。

ポンプの大きさは厚さ約19・6㎜、直径約74㎜、重量は空の状態で約165g。薬液を入れるタンクの容量は約20mlです。カテーテルはやわらかいチューブです。

体内にカテーテルやポンプを埋め込む手術は、およそ2時間程度です。手術は全身麻酔で行います。直後は安静が必要ですが、数日後からは入浴や食事など、従来と変わりない日常生活を送ることができます。痙縮そのものを完全に治療することはできませんが、かなり緩和し、日常生活の質を上げることができます。

ただし、まれに頭痛、脱力感、血圧低下といった副作用の他に、ポンプシステムの故障や感染症などの恐れもあるため、身体の状態につねに気を配る必要があります。

保険が適用され、効果は永続的です。今後さらに普及するでしょう。

【バクロフェン髄注療法の治療の流れ】

①目標設定

治療を始める前に、担当医師とよく話し合って、症状をどこまで改善したいかの目標設定を行います。

②スクリーニング

薬液がその患者さんに効果があるかどうかを調べるため、腰から少量の薬液を注入する判定テスト（スクリーニング）を行います。

③ポンプとカテーテルの埋め込み手術

効果が確認できたら、その後別日にポンプとカテーテルの埋め込み手術を行います。おなか側にポンプを埋め込むために5㎝程度の切開を、背中側にカテーテル挿入のための2～3㎝の創部が残ります。手術は1回ですが、1週間程度の入院が必要です（病院により違いあり）。

④薬液の補充とポンプの交換

患者さんは退院後も定期的な通院が必要です。

担当医師は、プログラマと呼ばれる小型コンピュータを用いて、患者さんの体内に埋め込まれたポンプの作動状況や電池の残量を体外より確認。患者さんの状態に合わせて、薬液が出る量を調整したり、変更したりすることができます。

ポンプ内の薬液は、2～3か月に1回程度の間隔で、注射によって補充します。ポンプ自体は内蔵電池で作動しますが、5～7年で交換しなければなりません。

図14 バクロフェン髄注療法とは

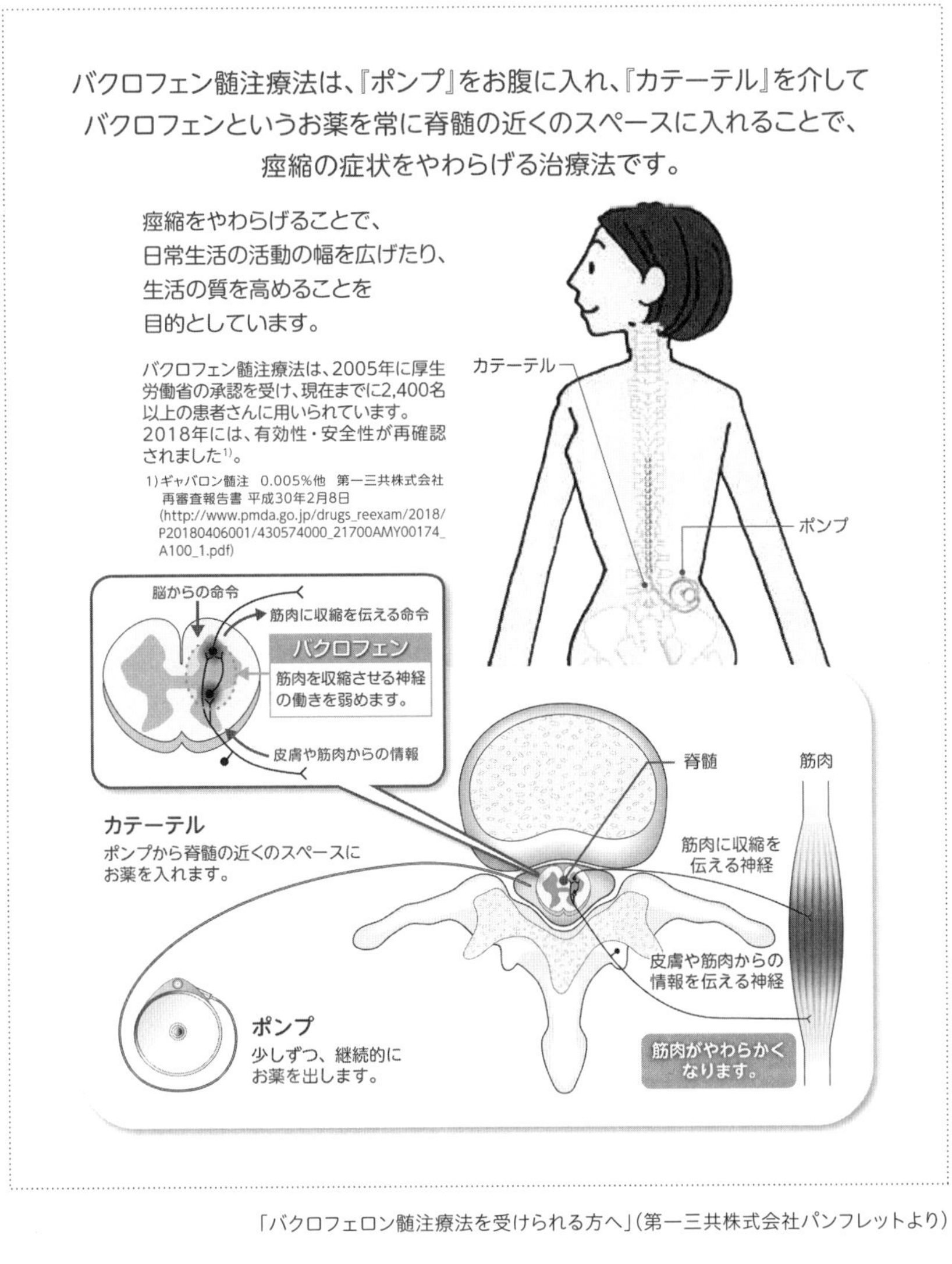
バクロフェン髄注療法は、『ポンプ』をお腹に入れ、『カテーテル』を介して
バクロフェンというお薬を常に脊髄の近くのスペースに入れることで、
痙縮の症状をやわらげる治療法です。
痙縮をやわらげることで、
日常生活の活動の幅を広げたり、
生活の質を高めることを
目的としています。
バクロフェン髄注療法は、2005年に厚生労働省の承認を受け、現在までに2,400名以上の患者さんに用いられています。
2018年には、有効性・安全性が再確認されました1)。
1)ギャバロン髄注 0.005%他 第一三共株式会社 再審査報告書 平成30年2月8日 (http://www.pmda.go.jp/drugs_reexam/2018/P20180406001/430574000_21700AMY00174_A100_1.pdf)
カテーテル
ポンプ
脳からの命令
筋肉に収縮を伝える命令
バクロフェン
筋肉を収縮させる神経の働きを弱めます。
皮膚や筋肉からの情報
脊髄
筋肉
カテーテル
ポンプから脊髄の近くのスペースにお薬を入れます。
筋肉に収縮を伝える神経
皮膚や筋肉からの情報を伝える神経
ポンプ
少しずつ、継続的にお薬を出します。
筋肉がやわらかくなります。

「バクロフェロン髄注療法を受けられる方へ」(第一三共株式会社パンフレットより)

｜図15｜バクロフェン髄注療法での薬液交換

薬液交換は通常２～３か月に１回。ポンプは腹部に埋め込んであるため、ポンプの上の皮膚を消毒した後、ポンプの中央に注射針を入れ、残っている薬液を抜き、新しい薬液を18～20cc注入する。交換にかかる時間は5分程度。

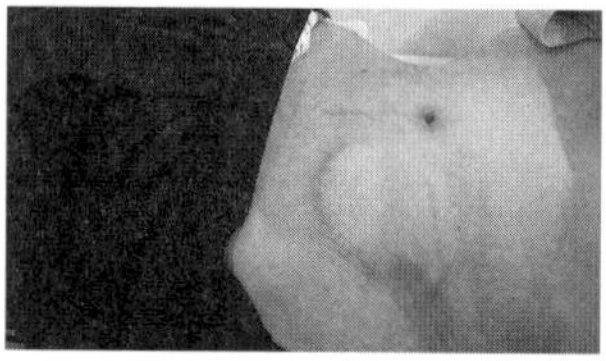

①埋め込まれているポンプの様子

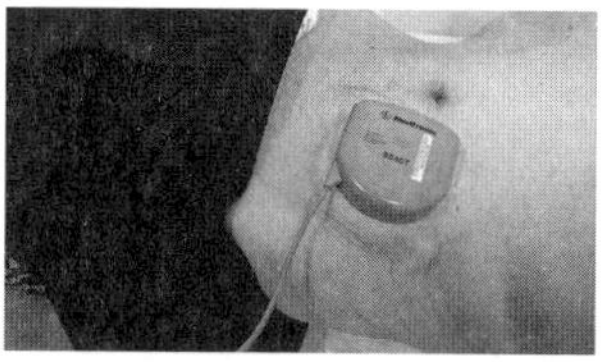

②ポンプの作動状況などを確認する

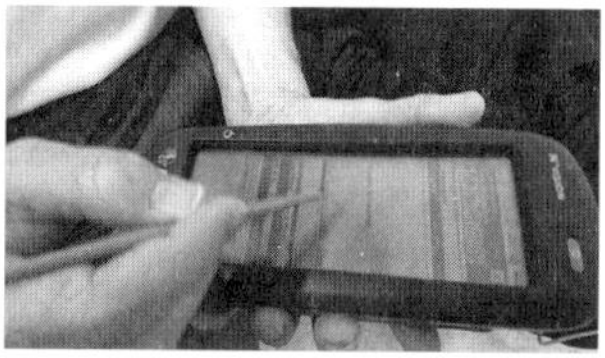

③確認にはプログラマと呼ばれる小型コンピュータを用いる

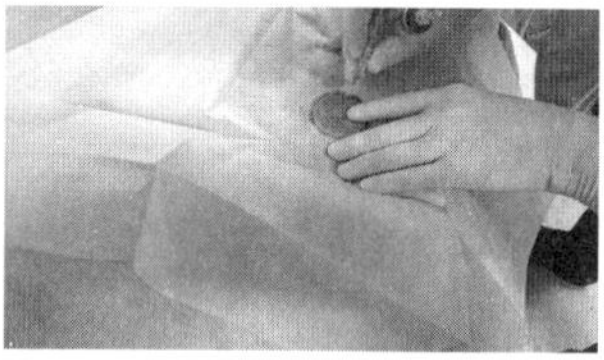

④注射針を入れる皮膚を消毒

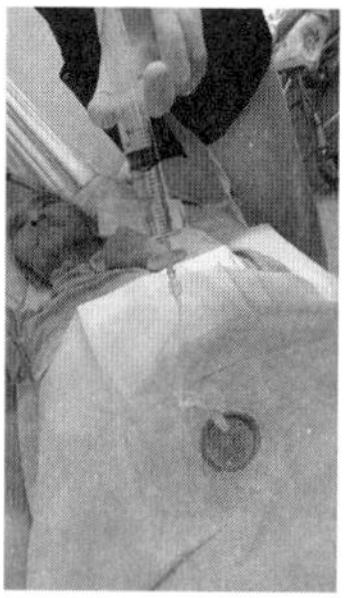

⑤残った薬液を抜き、新しい薬液を注入。交換時間は約５分ほど

治療体験談

「バクロフェン髄注療法（ITB）で寝たきり生活から解放されました」

青田靖さん　74歳

4年前に脳梗塞で倒れ、左半身麻痺の後遺症が残りました。しだいに痙縮が強くなって、2年もたつ頃には左手足がまったく動かせなくなりました。ちょっと触れられただけでもひどく痛むため、妻の手を借りて着替えをするのも難しくなり、一時は介護施設に入所。ボトックス注射を受けながら、1日に2時間ずつリハビリテーションを続けましたが、痛みが強くて我慢できませんでした。

ITBをやってみようと思ったのは、リハビリテーション病院の担当医の先生に勧められたからです。その先生が久保田先生と懇意だったため、あさか医療センターで治療を受けることになりました。

ポンプの埋め込み手術を受けてから、1年半ほどたちました。まだ腕は曲がったままですが、痙縮はかなりゆるくなりました。着替えも入浴も楽になったので、念願どおり自宅に戻り、車椅子の生活です。リハビリに通ったり、公園を散歩したり、ファミレスにランチを食べに行ったり、妻と一緒に毎日のように外出しています。

ITBのおかげで寝たきりの生活から解放され、満足しています。

ＩＴＢの治療対象となるのは、痙縮の程度が強く、リハビリを1年以上行っても改善しない人です。効果は1週間ほどで実感できます。

ＩＴＢ治療は２０１９年末現在、世界で８～９万人を対象に行われています。国内で実施している医療機関は２５０程度、ＩＴＢ治療を行える医師は約２００人、治療を受けている患者は２５００人前後です。

現在、ポンプは1台１４０万円程度ですが、健康保険が適用されます。ただし、助成額は症状や自治体によって異なるので、病院の医療相談員に相談してみてください。

外科的治療

外科手術によって、痙縮と関係する神経の一部を切除したり、症状が出ている筋肉や腱を切ったり伸ばしたりすることで、筋肉の縮む力と伸ばす力のバランスを調整します。ただ、ボトックスやＩＴＢが普及し始めたこともあり、筋延長術や整形外科的な処置を行うことはあるものの、こうした外科治療は不可逆的であるため、行う機会は減っています。

誤嚥性肺炎

■誤嚥性肺炎の原因と症状……生命に関わる危険な後遺症

脳卒中の合併症としてもっとも危険なのは「誤嚥性肺炎」です。「肺炎」と聞くと、何かとても悪い菌に感染したように思われるかもしれません。しかし、誤嚥性肺炎は、多くの場合、誰の口の中にもたくさんいる常在菌によって引き起こされます。

食べ物や液体をごくんと飲み込むことを「嚥下」と言いますが、大脳、延髄や脳幹が障害を受けると、嚥下機能障害が生じます。舌や喉の筋肉が麻痺して、飲み込むことができにくくなるのです。「球麻痺《きゅうまひ》」または「仮性球麻痺」と呼ばれる症状です（p109参照）。

球麻痺は、嚥下に関係する脳幹のうち、延髄が損傷を受けた結果、嚥下ができなくなることです。仮性球麻痺は延髄より上位の大脳が障害を受けて嚥下ができなくなることをいいます。その結果、食道に入るはずの食べ物や液体が、口腔内に常在する細菌とともに気管に入ってしまうのです。

喉は、食べ物や飲み物が食道を通って胃に向かうルートであると同時に、吸い込んだ空気が気管を通って肺に向かうルートでもあります。二つのルートの分かれ道に当たる部分が喉頭。ふだんは気管の入り口が開いていて、食道の入り口は閉じています。そして、食べたり飲んだりするときだけ食道が開き、気管は閉じるのですが、球麻痺や仮性球麻痺になるとうまく切り替えができません。

よけいなものが気道に入ると、健康な人なら、むせたり、咳き込んだりして吐き出すことができます。ところが、嚥下機能が弱ると、むせることができません。結果、細菌類が肺まで入って起こるのが誤嚥性肺炎なのです。

患者さんが寝たきりの場合は、よりリスクが高まります。気管の入り口はつねに開いている状態ですから、横になっていると口内の唾液や痰がどんどん流れ込んでしまいます。

加えて、口腔内を清潔に保ちにくくなるため雑菌が増殖しやすく、さらに栄養状態が不良で免疫力や抵抗力が低下していることも多いため、肺炎を起こしやすくなるのです。

臨床の現場で多くの患者さんを診てきた印象としては、脳卒中の患者さんの7〜8割は肺炎を併発するように思われます。なかには、脳卒中の後、2〜3日で肺炎を発症する患者さんもいます。それがもとで亡くなる患者さんもたくさんいます。

誤嚥性肺炎は、脳卒中になったら、いちばん気をつけたい合併症なのです。

誤嚥性肺炎のサイン

脳卒中後に嚥下機能が低下すると、睡眠中、約70%の人に不顕性誤嚥（次ページ参照）が起こるという報告があります（厚生省厚生科学研究費補助金　長寿科学総合研究　平成6年報告書）。患者さん本人にも自覚はないかもしれませんが、脳卒中のサバイバーにとって、誤嚥はごく日常的な症状なのです。

しかし、無自覚な不顕性誤嚥をくり返すうちに、誤嚥性肺炎を発症する恐れがあります。家族や周囲の方々は、次に挙げるようなサインに気づいたら、すぐにかかりつけの医師や病院の主治医に相談してください。

- 痰がからむ
- 口内に食べ物をため込んで、なかなか飲み込まない
- 食事に時間がかかる
- 飲み物や食べ物にむせることが多い
- 微熱が続いている
- 睡眠中、咳き込むことが多い

column

球麻痺と仮性球麻痺

「球」とは延髄の慣用語です。つまり「球麻痺」とは延髄の損傷によって起こる舌や咽頭、喉頭などの麻痺であり、これが起こると咀嚼や嚥下、発声、発語などに障害が起こります。これに対し、延髄より上の大脳損傷によって起こる場合を「仮性球麻痺」と言います。

不顕性誤嚥

嚥下機能が低下すると、本人の自覚がないまま、むせることもなく唾液などがじわじわと肺に入り込んでしまうことがあり、これを「不顕性誤嚥」と呼びます。健康な人でも、睡眠中などに起こることがあります。

■誤嚥性肺炎の治療と予防……抗生物質投与と体位ドレナージ

誤嚥性肺炎の典型的な症状は、発熱、激しい咳、膿性の痰、粗い呼吸、肺の雑音などです。風邪の症状と似ていますが、高齢者や脳卒中の患者さんの場合は、まず肺炎を疑うべきでしょう。他にも呼吸時に変な音がする、いつもより元気がない、食事が進まない、失禁する、夜中に咳き込むなどの症状が気になるときも、誤嚥性肺炎を起こしている可能性があります。

胸部X線撮影や血液検査ですぐに診断できますから、かならず受診してください。

肺炎と診断されたら、抗生物質を投与して全身管理を行います。同時に、肺に入った唾液などを排出するための体位ドレナージ(体位を変えて痰の排出を容易にすること。次ページ参照)を行います。

一度、誤嚥性肺炎を起こすと、くり返し発症し慢性化する可能性も高いので、再発を予防することも重要です。たとえば痰の吸引、口腔内の清潔を保つケア、嚥下指導、また、できるだけ身体を起こして座れるようにするためのリハビリテーションなどが行われます。

誤嚥性肺炎は、ある程度予防できます。頭部を上げた適切な状態に体位を保つこと、口腔内の清潔を保つことがベット上での生活が続く場合に重要です。

誤嚥性肺炎を防ぐための口腔ケア

病院では、誤嚥性肺炎を防ぐために専門のスタッフがブラッシング(歯磨き)や口腔清拭な

図16 体位ドレナージの例

体位排痰とは、姿勢を工夫することで痰をのど元に集め排出を容易にすること。痰がたまっている部位を上にすることで、のど元に流れ落ちやすくします。排痰ケアとも言います。時間はかかりますが、一人でも出来る簡単な方法です。

胸の前面：あおむけ

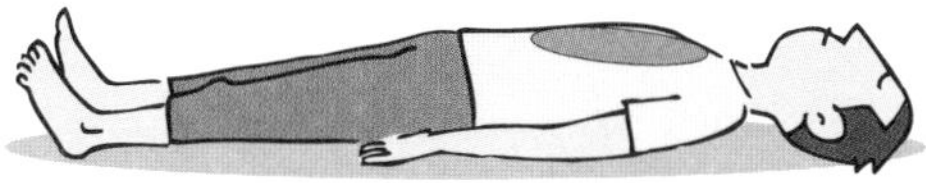

右側背面：左下の半うつぶせ

クッションなどを抱える

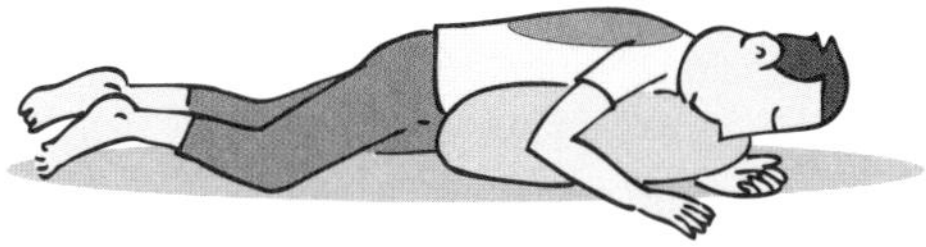

背中：うつぶせ

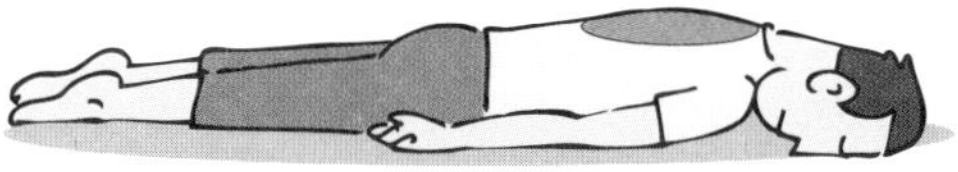

右側前面：左下の半あおむけ

左肩を下に、右肩が上がっている状態。そのままの位置を確保しにくいため背中側にクッションをあてます。

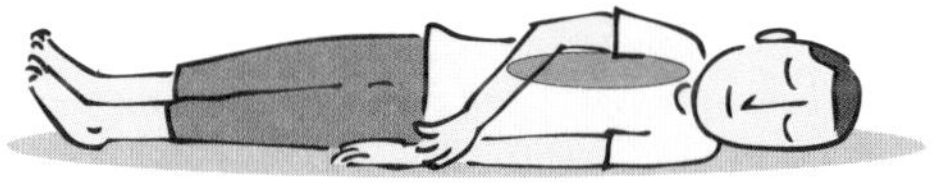

痰がたまっている部分

どのケアを行っています。退院した後も、同居する家族がケアを続けることで、口内の清潔を保ち、肺炎を防ぐことができます。

・**口腔清拭**……市販の口腔内用のスポンジブラシにカテキン水（カテキン粉末の水溶液）などを浸して、口内の奥から手前へ、ていねいに拭き取ります。頬と歯の間や舌の表面もしっかり拭き取ります。歯ブラシにガーゼなどを巻いて使ってもかまいません。

・**ブラッシング（歯磨き）**……ヘッドが小さ目でやわらかい歯ブラシを使って、ブラシを小刻みに動かしながら、歯茎や歯の付け根までよく磨きます。歯磨き粉を使う必要はありませんが、頻繁にうがいをして口内を洗います。余分な水分を口内に残すと誤嚥性肺炎の原因となるので、うがいができない場合はガーゼなどで拭き取ります。

5章

脳卒中後の心の問題

脳卒中の後遺症というと、どうしても麻痺や痙縮など身体的な症状に関心が向きがちですが、脳の障害は心の面にも及んでいます。

身体症状と違って精神的な症状は発見しにくいのですが、心に障害があるとリハビリの効果も上がりません。周囲の人たちは注意深く対応する必要があります。

脳卒中後の精神障害で代表的なものは「うつ病」と「認知症」です。どんな症状なのか、まず簡単に触れておきます。

■脳卒中後うつ病……発見が難しいが、見つかれば抗うつ剤がよく効く

脳卒中後の患者さんの2割~4割が「脳卒中後うつ病」を併発するという報告があります。うつ病を併発すると前向きにリハビリテーションに取り組もうとする意欲が低下するため、麻痺などの身体障害からの回復も難しくなります。

一般的なうつ病の場合、原因は明確ではありません。これに対し脳卒中後のうつ病では脳の器質的な障害が関係しています。麻痺や言語障害など後遺症の程度が重いほど、うつ病の程度も重くなることがわかっています。

脳卒中後のうつ病は発見が遅れがちですが、早期に発見すれば抗うつ剤による治療が効果的です。

■脳血管性認知症……おもに脳梗塞が原因で起こる認知症

「脳血管性認知症」は、脳卒中など脳血管系の疾病が原因で、脳が萎縮して起こります。圧倒的に多いのは脳梗塞ですが、脳梗塞に至らなくても動脈硬化が原因で起こることもあります。進行すれば、通常の認知症と同様、記憶障害や認知機能障害が起こります。

脳血管性認知症に有効な薬は現時点ではまだ研究段階です。防ぐためには、原因となる脳梗塞にならないよう、生活習慣の改善が不可欠です。

脳卒中後うつ病

■脳卒中後うつ病の原因と症状……リハビリの意欲を失いやすい

精神障害には統合失調症、うつ病、双極性障害（躁うつ病）、パニック障害などがありますが、脳卒中後の合併症として発症しやすいのはうつ病です。脳卒中後、およそ2割から4割の患者さんが発症するという報告もあります。

まず一般的なうつ病について説明します。

うつ病の典型的な症状は、気分の低下、意欲の低下、生命力の低下です。落ち込んで元気を失い、罪悪感にとらわれてくよくよしたり、いらいらしたりします。注意力や集中力がなくなり、何をするのも億劫になって、仕事や学習能力が低下することもあります。頭重《ずおも》や倦怠感に苦しみ、食欲が落ち、よく眠れないなどの症状が出たら、うつ病が疑われます。

一般的なうつ病の場合、原因ははっきりわかっていません。脳内の神経伝達物質のバランスの乱れを指摘する人もいますが、ＭＲＩなどで検査しても、とくに異常は見られません。そのため、主たる原因は心因性、たとえば人間関係や仕事上のストレス、家族や親しい友人の死などが考えられています。

また、うつ病になりやすい性格や思考傾向をもつ、いわゆる「うつ気質」というのもあります。たとえば、真面目で仕事熱心な人、几帳面な人、責任感の強い人、完璧主義の人、道徳心の強い人などが心理的な問題に直面すると、うつ病を発症しやすいと言われます。

脳卒中後うつ病でも、症状は一般的なうつ病と変わりません。ただし、原因には脳の器質的な障害が大きく関係しています。メカニズムは明らかになっていませんが、右の側頭葉や左の前頭葉が損傷すると、うつ病を発症しやすいという報告があります。

また、麻痺や言語障害など後遺症の程度が重いほど、うつの程度も重いことがわかっています。

心理的な面でも、脳卒中という激烈な体験をすることで、日常生活や将来への展望が変わるわけですから、十分な原因となります。そうしたことから、もともとうつ気質をもった人のみならず健康な人でさえも脳卒中に見舞われると、うつを発症しやすいと考えられています。

脳卒中後2週間程度より発症し、数か月続くこともあります。うつ状態になると、食事を食べない、リハビリテーションに協力的でないなど、入院生活に大きな支障を来します。ですので病院スタッフや介護する人たちにぜひとも気づいてもらいたい病いです。

先にも述べましたが、脳卒中後のうつを発症する割合は、軽症も含めれば、脳卒中のすべての患者さんの約2割から4割と報告されています。日本国内の脳卒中の患者さんは２０２０年の段階で２８０万人と推定されることを考えれば、脳卒中後うつの患者さんは50万人から場合によっては１００万人を超えることになります。

脳卒中の患者さんにとって、うつが大きな問題となるのは、リハビリテーションに前向きに取り組もうとする意欲が失われ、やめてしまう恐れがあるからです。脳卒中後のリハビリは発症後の3か月間がとても重要なのですが、その間にうつを併発し、リハビリに消極的になると、麻痺の回復も難しくなってしまいます。およそ二人に一人がうつを発症する可能性があることを周囲の人も知っておいた方がよいでしょう。

■脳卒中後うつ病の治療……少しでも早く発見し、抗うつ剤を服用する

脳卒中後うつ病を治療するには、抗うつ剤がよく効きます。

とくに、選択的セロトニン再取込み阻害薬（ＳＳＲＩ）、選択的セロトニン・ノルアドレナリン再取込み阻害薬（ＳＮＲＩ）、ノルアドレナリン作動性／特異的セロトニン作動性抗うつ薬（ＮａＳＳＡ）などはすぐれた効果が報告されています（口絵参照）。

ただし、脳卒中の患者さんは、脳が損傷して弱った状態にあるため、副作用が心配です。そのため少量の投与から始めて、2週間ずつ様子を見ながらゆっくり増量する方針がとられます。

うつ病の治療に焦りは禁物です。元気になりたいという意欲まで失った患者さんを強く励ましたり、理詰めで頑張らせようとしたり、ましてや非難してはいけません。うつを悪化させるだけなのです。

うつ病の患者さんと向き合うときに大切なのは、傾聴と受容です。患者さんが「つらい」と訴えたらひたすらその話を聞き、「リハビリなんかしたくない」と言われたら「つらいよね」と受け入れることです。

しかし、そのままリハビリをやめたら麻痺が治らず、寝たきりになってしまう恐れもあります。だからこそ、うつ病は少しでも早く発見し、治療を始めなければなりません。

ところが残念なことに、脳卒中後うつ病は発見するのがひじょうに難しく、世界的にも治療の開始が遅れる傾向にあります。オーストラリアでの研究によれば、脳卒中発症後5年の時点ですべての脳卒中患者の17％がうつ病に罹患していましたが、抗うつ薬治療を受けていたのは、そのうちわずか22％だったと報告されています。

脳卒中の患者さんでうつ病の発見や治療が遅れがちとなる大きな原因は、脳卒中の診療が脳神経内科や脳神経外科で行われるのに対し、うつ病は精神科の領域だからでしょう。他にも、うつ病が身体的麻痺や失語症、認知障害、高次脳機能障害などの症状にまぎれがちなこと、頭重《ずおも》や不眠症などは脳卒中による身体症状の一部だと考えられがちなこと、気分が落ち込むのは脳卒中後の自然な心因反応だと受け止められがちなことなどが考えられます。

しかし、同じオーストラリアでの研究報告によれば、脳卒中後うつ病と判明した患者さんに抗うつ剤治療を開始したところ、7割以上に効果があったとされます。

脳卒中後のうつ病の発見が遅れ、治療開始が遅れることは、ストローク・サバイバーが日常生活を取り戻し、社会復帰するための大きな障害となります。

そうした事態を避けるためにも、ご家族や医師、介護者のみなさんには、脳卒中後の患者さんの様子に細かく気を配り、うつ病が疑われるときは、少しでも早く精神科の診察を受けるよう勧めていただきたいものです。

脳血管性認知症

■脳血管性認知症の原因と症状……気づかないうちに階段的に進行

認知症には、よく知られるアルツハイマー型認知症の他に、脳血管性認知症、レビー小体型認知症、前頭側頭型認知症、アルコール性認知症などがあります。

これらのうち、脳卒中の後遺症として発症しやすいのが脳血管性認知症です。脳出血、脳梗塞、くも膜下出血など脳血管系の疾病が原因で、脳細胞に十分な酸素が届かなくなり、神経細胞が死滅することによって起こります。アルツハイマー型認知症、レビー小体型認知症に次いで患者数の多い認知症です。

アルツハイマー型認知症では、脳にアミロイドβというタンパク質がゴミのように蓄積して神経細胞を破壊することで、脳全体が萎縮します。一方、脳血管性認知症は、脳卒中を繰り返すことにより脳がスポンジのように穴が開いた状態となり、最終的に脳が萎縮してしまいます。たとえば脳梗塞の場合では、一度の発症で重篤な症状が出るのではなく、無症候性の小さな脳梗塞、いわゆる「隠れ脳梗塞」（p57参照）をくり返すことで、気づかないうちに少しずつ進行するのが特徴です。またＭＲＩでわかる微小出血像も原因となります。

脳梗塞には至らなくても、動脈硬化などで血管が狭くなり、脳への血流が低下することで発症することもあります。

進行した場合の症状は、通常の認知症と同じく記憶障害や認知機能障害です。気分が落ち込んで意欲が衰える、言葉がうまく出て来ない、動作に不自然なところがある、感情の起伏が大きい、物事を計画的に遂行する能力が衰える、昼夜逆転の生活を始める、などの症状が出ることもあります。

■脳血管性認知症の予防と治療……原因となる脳卒中を生活改善で予防する

残念ながら、現時点では脳血管性認知症に適用可能な薬はありません。新薬の開発も進められていますが、いまだ研究の段階です。

脳梗塞の再発を予防するために、血液をさらさらにする薬を使うことがあります。しかし、アルツハイマー型認知症やレビー小体型認知症の治療に使われるアリセプトなどは、保険適用外となっています。

したがって、脳血管性認知症にならないためには、原因となる脳血管障害を予防するしかありません。脳卒中のなかでも、とくに脳梗塞のリスク要因である動脈硬化、糖尿病、脂質異常症、高コレステロール血症、喫煙を避けることです。つまり、脳血管性認知症も「生活習慣病」の一つであり、予防するには生活改善が不可欠といえるでしょう。

喫煙や運動不足、肥満などが気になる人、過去に脳梗塞を起こした人などは、いつ何時、何度目かの小さな脳卒中に見舞われて、脳血管性認知症が悪化するかもしれないと考え、ぜひとも生活習慣を改善してください。

禁煙、食生活の改善、適度な運動、血圧と血糖値の厳格な管理、脳梗塞の再発予防薬の規則正しい内服などを行えば、脳血管性認知症は確実に予防できます。

なお、脳血管性認知症も、その主原因となる脳梗塞も、発症するのは男性が圧倒的に多いのですが、閉経後の女性が発症するケースも増えています。

6章

脳卒中後の高次脳機能障害

■そもそも高次脳機能障害とは、どんな障害なのか……原因と症状

「高次脳機能」という言葉は、一般の方々にはあまりなじみのない言葉でしょう。

脳は、生物がもつあらゆる機能をコントロールする司令塔です。生きるために不可欠な、呼吸をしたり、食べたり、眠ったりという、もっとも基本的な機能を調整しているのも脳。それらは原始的な本能であり、人間以外の動物にも共通します。

しかし、言葉を話す、論理的に考える、記憶する、計画をたてて実行する、芸術作品をつくるなどの能力はどうでしょう。それらは人間にしかできません。こうした能力を高次脳機能といいます。

「高次脳機能障害」とは、そうした知的な機能に障害が起こった状態です。交通事故などによる頭部外傷や感染症などにより発症することもありますが、原因の約8割は脳血管障害、つまり脳卒中です。脳梗塞や脳出血により、脳細胞が損傷して起こるのです。

どんな症状が出るかは、脳のどの部分が障害を受けたかによります。

脳の表面部分の大脳皮質は、前頭葉、頭頂葉、側頭葉、後頭葉、左脳、右脳などに分けられますが、それぞれの部位には明確な役割があります。

たとえば、前頭葉のブローカ野は言語処理や音声発語処理（言語のアウトプット）。頭頂葉の頭頂連合野は空間や時間の認識と判断。側頭葉の側頭連合野は色や形、音などの認識。同じ側頭葉でもウェルニッケ野は音声言語の理解や認識（言語のインプット）などです。

図17 大脳皮質の部位と役割

- 前頭連合野…他の連合野や中枢からの情報を判断し実行する
- 前頭眼野…眼球の随意運動を指示する
- 運動連合野…運動野へ運動の指示を出す
- 一次運動野…運動連合野からの指示で運動を起こす
- ブローカ野…言葉を話すなど言語をアウトプットする

- 一次体性感覚野…身体が感じる温痛感、触感など感覚を司る
- 頭頂連合野…空間・時間の認識や判断を司る
- 味覚野…味覚情報を受け取る

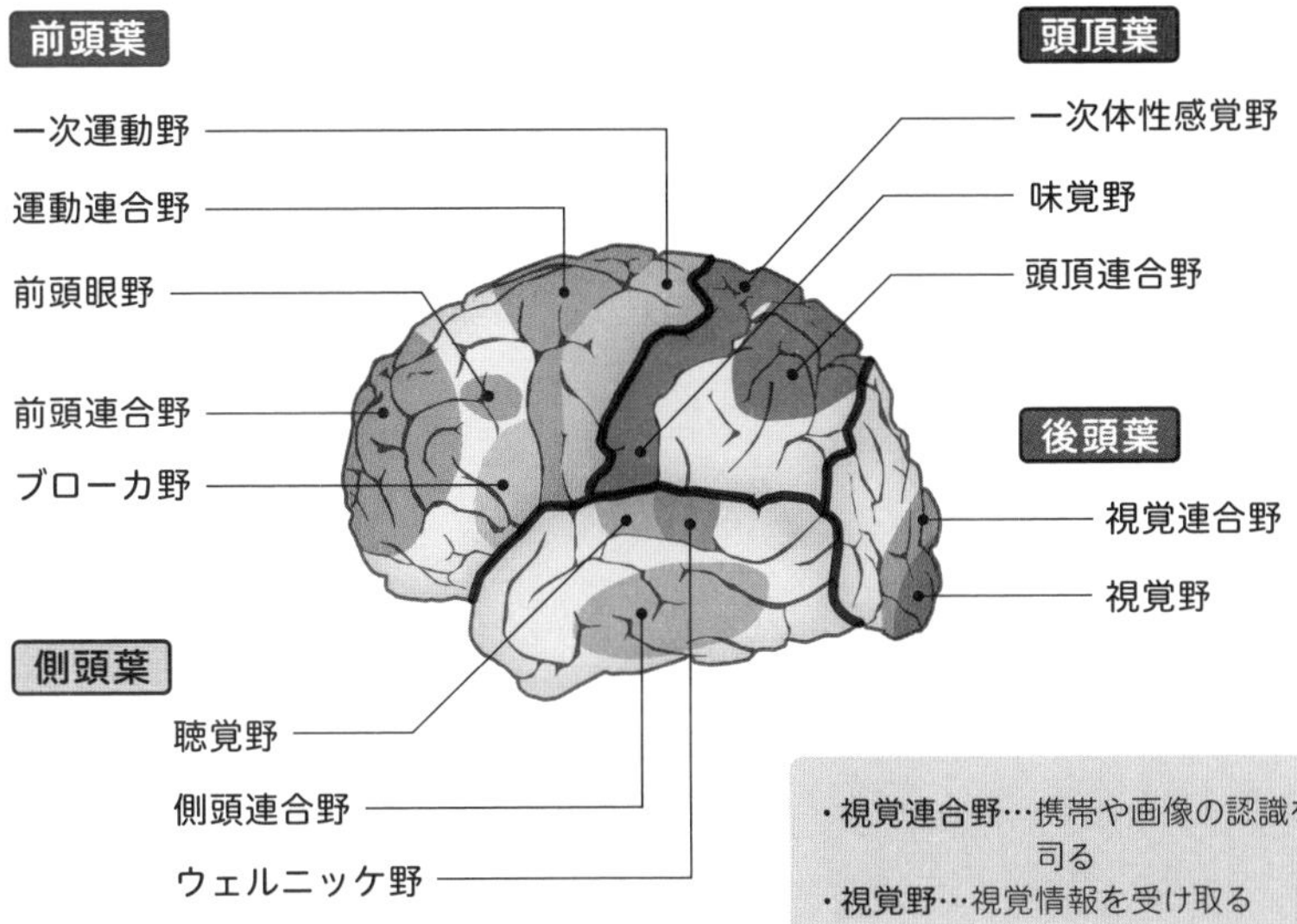

- 視覚連合野…携帯や画像の認識を司る
- 視覚野…視覚情報を受け取る

- 聴覚野…聴覚情報を受け取る
- 側頭連合野…視覚野と聴覚野からの情報をもとに色・形・音を認識する
- ウェルニッケ野…言葉を聞き理解するなど言語をインプットする

このように、脳の部位と高次脳機能はほとんど明確に1対1の関係で対応しています。高次脳機能障害でもっとも多く見られる症状は「失語症」ですが、言葉の障害が起こるのは、前頭葉のブローカ野か側頭葉のウェルニッケ野、もしくは両方が損傷された場合です。

また、頭頂葉が損傷を受けると「空間認識」ができなくなります。たとえば目の前にあるものが認識できなかったり、つかめなくなったりします。しかし、脳卒中の患者さんのうち、どのくらいの割合で高次脳機能障害が発症するかはよくわかっていません。高次脳機能障害は症状も多彩で、現状ではなかなか発見しにくいためです。

患者さんが脳卒中を起こしたとき、対応するのは脳神経外科や脳神経内科の医師です。しかし、高次脳機能障害の専門は、多くがリハビリテーション医療の領域です。

目の前の患者さんが高次脳機能障害を発症していても、脳神経外科や脳神経内科の専門医が発見するのは至難の業です。なにしろ、麻痺や痙縮などの症状と異なり、身体的にあきらかな障害があるわけではないからです。食事や排せつなどの介助も必要ありません。脳神経外科や脳神経内科の医師が外来診察室で、短い時間での診療で患者さんと向き合って話を聞き、様子を観察するだけでは、どこに問題があるかがわからないのです。多くの場合、最初に気づくのは一緒に生活する家族、また社会生活に復帰してからの職場の人たちのこともあります。

実際、身体的な症状が改善したから大丈夫と思って日常生活や仕事に復帰した患者さんが、思わぬトラブルに見舞われることがあります。

たとえば、通い慣れた道で迷ってしまう（地誌的障害）。同僚の話が理解できない（失語症）。

仕事の手順がわからない（遂行機能障害）。新しいことが覚えられない（記憶障害）。大事な作業中でも気が散りやすい（注意障害）。部下の顔を見分けられない（失認症）……。

社会生活における人間の行動は、誰にでもできる簡単なことのようでも、いくつもの高度な思考や判断の積み重ねが必要です。

一例として、来客にお茶を出す行為を考えてみましょう。まずは来客を認識し、お茶を出そうと考えます。台所や給湯室へ行って、やかんに水を入れ火にかけます。お湯が沸くまでの間に、茶筒から適量の茶葉を出して急須に入れます。湯呑みと茶托を人数分そろえて、お盆に並べます。そして、お湯が沸いたら急須に入れ、少ししたら湯呑みに同じ量ずつ注ぎ、お盆に載せて来客一人ひとりに配るのです。

このように、いくつもの作業を失敗なく、段取りよくこなさなければなりません。「遂行機能障害」に陥った人にとっては、とてもむずかしいことなのです。

駅構内で迷う、話が通じない、物覚えが悪いなどの症状から、認知症と間違われることもあります。しかし、認知症の場合は知的な能力が全般的に低下するのに対し、高次脳機能障害では損傷を受けた脳の部位に関わる能力だけが低下します。

それでも、高次脳機能障害の症状や程度によっては、社会復帰がたいへん困難と言わざるを得ません。街中を歩いていても、誰もその人が脳機能に障害をもつストローク・サバイバーだとは思わないため、トラブルに見舞われてもなかなか助けてもらえません。次ページの表は宮城県が公開している高次脳機能障害が疑われるときの診断のチェックリストです。

家族・支援者＞　※本人、家族、支援者の３者がそれぞれ記入することが望ましい

その他	24 日にちと時間がわからない	あり　時々あり　なし
	25 近所で迷子になる	あり　時々あり　なし
	26 家事などの動作が雑である	あり　時々あり　なし
	27 身の回りが片付いていない	あり　時々あり　なし

＜社会的行動障害＞

依存性・退行	28 できるのに、してもらいたがる	あり　時々あり　なし
	29 言葉が子供っぽくなったり、甘えた態度をとる	あり　時々あり　なし
欲求のコントロール低下	30 食事の時間まで待てない	あり　時々あり　なし
	31 起床時間に起きない、就寝時間に寝ない	あり　時々あり　なし
	32 無制限に食べたり飲んだりする	あり　時々あり　なし
	33 お金を無制限に使ってしまう	あり　時々あり　なし
	34 欲しいと我慢できなくなり、人のものを取ってしまう	あり　時々あり　なし
	35 性的抑制がきかない	あり　時々あり　なし
感情のコントロール低下	36 感情にムラがある	あり　時々あり　なし
	37 場違いの場面で怒ったり笑ったりする	あり　時々あり　なし
	38 すぐに機嫌が悪くなる	あり　時々あり　なし
	39 思い通りにならないと暴れる	あり　時々あり　なし
対人技能拙劣	40 誰にでもなれなれしい態度をとる	あり　時々あり　なし
	41 相手の立場や気持ちを、思いやることができない	あり　時々あり　なし
	42 周りの人となじめない	あり　時々あり　なし
固執性	43 同じことを何度も話す	あり　時々あり　なし
	44 ひとつの物事にこだわる	あり　時々あり　なし
	45 周囲からの助言を聞かない	あり　時々あり　なし
	46 自分勝手である	あり　時々あり　なし
意欲・発動性の低下	47 ぼうーっとしている	あり　時々あり　なし
	48 自分からは何もしようとしない	あり　時々あり　なし
	49 何に対しても興味を示さない	あり　時々あり　なし
抑うつ	50 憂うつな気分である	あり　時々あり　なし
	51 自殺願望がある	あり　時々あり　なし
感情失禁	52 ちょっとしたことで泣いたり笑ったりする	あり　時々あり　なし
その他	53 いつも不真面目な感じを受ける	あり　時々あり　なし
	54 昼夜の逆転がある	あり　時々あり　なし

これで終了です。記入漏れがないかお確かめください。

|図18| 宮城県版 高次脳機能障害チェックリスト（地域支援用）＜本人・

No	患者名	評定者	実施年月日

以下の項目について、患者さんにそのような症状や行動が見られるかどうか、「あり」、「時々あり」、「なし」から1つ選んで○印をつけてください。項目は全部で54あります。

＜高次脳機能障害＞

記憶障害	1 いま話した内容をすぐに忘れてしまう	あり　時々あり　なし
	2 少し前に食べた食事の内容を忘れる	あり　時々あり　なし
	3 二、三日前の出来事を忘れる	あり　時々あり　なし
	4 薬を飲み忘れる	あり　時々あり　なし
注意障害	5 ひとつのことを続けて行えない	あり　時々あり　なし
	6 ひとつのことから他のことへ切り替えができない	あり　時々あり　なし
	7 ふたつのことを同時にできない	あり　時々あり　なし
	8 指差したところがすぐにわからない	あり　時々あり　なし
	9 洗面・歯磨きが済んだ後に、水を止め忘れる	あり　時々あり　なし
遂行機能障害	10 自分で一日の生活を計画し過ごすことができない	あり　時々あり　なし
	11 目的に合わせて家事を効率よくできない	あり　時々あり　なし
半側空間無視	12 左側にある人や物を無視する（ドアの左側にぶつかったり、左側にある食べ物に気づかない、など）。 【注】まれに右側を無視するケースもある	あり　時々あり　なし
病識欠落	13 麻痺や障害が無いように振舞う	あり　時々あり　なし
	14 自分の能力を過大評価する	あり　時々あり　なし
	15 自分の障害を認めようとしない	あり　時々あり　なし

＜その他の高次脳機能障害＞

失語	16 なかなか言葉が思い出せなかったり、言い間違いをする	あり　時々あり　なし
	17 言われていることが理解できない	あり　時々あり　なし
	18 文字や文章を読んで理解できない	あり　時々あり　なし
	19 病前には書けたのにうまく書けない	あり　時々あり　なし
	20 病前にできた簡単な計算ができない	あり　時々あり　なし
失行	21 歯ブラシやクシなどの道具がうまく使えない	あり　時々あり　なし
失認	22 よく知っている人の顔がわからない	あり　時々あり　なし
	23 見ただけではそのものが何かわからない	あり　時々あり　なし

■高次脳機能障害の治療……症状に応じたリハビリが中心

高次脳機能障害の治療は、それぞれの症状に応じたリハビリテーションが中心となります。どの患者さんにどんなリハビリが効果的かは、担当医が本人や家族と相談して判断し、その指導のもと、臨床心理士や心理療法士、作業療法士、言語聴覚士、理学療法士、看護師、医療ソーシャルワーカー、職業訓練士などのスタッフが協力してサポートします。

失語症で言葉が話せない患者さんのリハビリは、発声・発語練習が中心となります。言語療法士と一緒に「あ」の口や「い」の口をつくったり、モノの名称を覚えるところから始めます。「失認」により、ものの名前などがわからなくなった患者さんは、鉛筆やノートが描かれたカードをめくりながら、一つひとつ「鉛筆」「ノート」という名前を学習していきます。

患者さんにとっては全般的な知能が低下しているわけではないのに、初歩的な練習や学習をくり返さなければならないのは、大きなストレスに違いありません。しかし現段階では、こうしたリハビリを積み重ねていくしか治療法がないのです。

効果を高めるためには、できるだけ急性期のうちにリハビリを始めることです。しかし、現実に高次脳機能障害を早期に発見するのは難しく、回復期リハビリテーション病院に移ってから始めることがほとんどです。

■言語障害のタイプ

脳卒中後の言語障害には、大きく分けて二つのタイプがあります。意味のある話をする能力や、読んだり聞いたりした話を理解する能力に障害が生じる「失語症」と、発声・発音能力自体に障害が生じる「運動障害性構音障害」です。

失語症は、大脳の左脳にある言語領域が傷つくことによって起こります。言語領域のどの部位が傷つくかによって、さらにいくつかのタイプに分けられます。たとえば、前頭葉にあるブローカ野に障害があると、話し方がたどたどしくなる「ブローカ失語」になります。側頭葉のウェルニッケ野が障害を受けると、言い間違いの多い「ウェルニッケ失語」が起こります。他に、まったく言葉を理解できず、発語もできない「全失語」などがあります。

一方、運動障害性構音障害は、舌や唇、喉の声帯など、言葉を発するために必要な器官の運動能力が障害を受けたことで起こります。発声や発音がうまくできないだけですから、理解能力に問題はありません。話すことはできなくても、相手の話は理解できるし、書くことで自分の意思を伝えることもできます。

どのタイプの言語障害であるかにより、リハビリテーションの目的や内容は違ってきます。いずれの場合も、発症直後に言語療法士の指導によって適切なリハビリを行えば、急速な改善が望めます。しかし、退院して家庭に戻った後も、家族の協力のもとにリハビリを続ける必要があります。

急性期を過ぎれば目を見張るほどの回復はむずかしいかもしれませんが、担当の言語療法士と相談しながら、焦らず、あきらめず、リハビリを続けてください。毎日の挨拶や何気ない言葉のやりとりも機能の回復につながります。

7章

脳卒中後のてんかん

■そもそも脳卒中後のてんかんとは、どんな障害なのか……原因と症状

てんかんは、かつては統合失調症や双極性障害（躁うつ病）と同じ、精神疾患の一種と考えられていました。しかし現在では、脳の病気であることがあきらかになっています。

精神疾患は心の病気です。ＣＴ（断層撮影）やＭＲＩ（核磁気共鳴画像撮影）で脳の状態を検査しても異常は見つからず、原因はストレスや環境変化、遺伝などと考えられています。

一方、脳の病気では、外傷や奇形、腫瘍など脳に何らかの構造的な異常があり、それらが原因となって起こります。てんかんの場合は原因がはっきりしているタイプとわからないタイプがあり、発作などの症状もさまざまですが、共通するのは発作時の脳波に異常が見られることです。

脳には神経細胞の情報ネットワークがあり、つねに微弱な電気信号をやりとりすることで、調和のとれた活動をしています。ところがてんかんでは、何らかのきっかけで一部の神経細胞が異常に興奮し、誤った電気信号や不要な電気信号を送るため、情報処理システムがうまく働かなくなってしまうのです。

てんかんの発作というと、いきなり全身が痙攣してばったり倒れるというイメージを抱く人が多いのですが、そうした激しい発作はさまざまな発作の症状のごく一部にすぎません。

とくに大人のてんかんでは、視覚や聴覚に異常が生じたり、自律神経の働きが乱れてめまいや悪寒がしたり、手足が震えたり、不安や恐怖を感じたりといった、比較的、静かな発作が多

図19 てんかんの分類――4分法分類

		特発性（素因性）（原因不明）	症候性（構造的／代謝性）（原因明確）
局在関連性（焦点性）	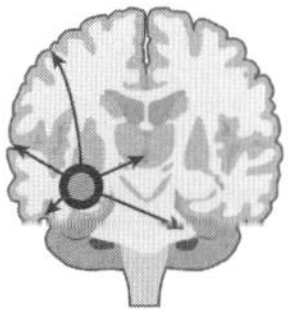	●中心・側頭部に棘波を示す良性小児てんかん、など	●側頭葉てんかん ●後頭葉てんかん ●前頭葉てんかん ●頭頂葉てんかん、など
		治療：経過観察、カルバマゼピン	治療：カルバマゼピン など
全般性	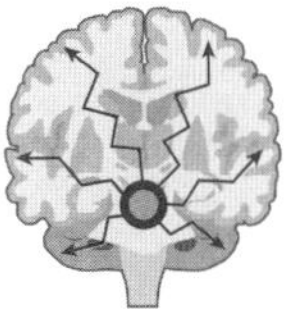	●小児欠神てんかん ●若年ミオクロニーてんかん など	●ウエスト症候群 ●レノックス・ガストー症候群 など
		治療：バルプロ酸ナトリウム、エトサクシミド	治療：バルプロ酸ナトリウム、クロナゼパム、ACTH（副腎皮質刺激ホルモン）、ルフィナミド

成人に多く発症するのは症候性の焦点性てんかんで、他の3つは子どものうちに発症することが多い。

いのです。その後に意識を失うこともありますが、ほとんどの発作は数分間で終わります。

発作の症状は、てんかんが始まる「焦点」（注）が脳のどこにあるかによって決まります。

たとえば、大人にもっとも多く発症する側頭葉の内側《ないそく》（海馬や扁桃体など）に焦点があるてんかんでは、古い記憶や情動に関わる発作が起こります。幼い頃に故郷の田圃の畦道を歩いた思い出がよみがえってなつかしい気持ちになったり、背後から襲われそうな恐怖を感じたりするのです。海馬が記憶の貯蔵装置であり、扁桃体が情動や記憶に関する機能をもっているためと考えられます。

「脳卒中後てんかん」は、呼

てんかん発作

てんかん発作の多くは、脳の一部の神経細胞が異常に興奮し、過剰な電気を放つことから始まります。そうした発作を「焦点発作」、興奮が始まる場所を「焦点」と呼びます。これに対し、脳全体が一気に興奮して起こる発作を「全般発作」と呼びます。

称のとおり脳卒中が原因で発症する症候性焦点性てんかんです（前ページ参照）。脳梗塞、脳出血そしてくも膜下出血の発症後はやくて1週間以降から、多くは2～3年以内に起こります。

すべての脳卒中の約6～7％で発症するとされますが、くも膜下出血ではとくに発症率が高く、約10％に達します。脳出血のなかでは皮質下出血に多く、脳梗塞では小さな脳梗塞の患者さんにも発症しています。最近の日本のデータによると、「脳卒中後てんかん」は高齢者のかかるてんかんの6割を占め、最大の原因となっています。

一方、脳卒中の発症後1週間以内に起こる早期発作は、てんかんとは別に「急性症候性発作」と呼ばれます。てんかんと同様、痙攣やてんかん重積（注）などの症状がありますが、病態は異なります。

急性症候性発作の場合は脳卒中の衝撃で患部周辺の神経細胞が傷ついたことによる、局所的な代謝変化や大脳皮質の神経細胞の直接的な刺激などが原因と考えられます。ほぼ1週間以内に落ち着きますが、適切な処置をしないと、そのまま脳卒中後てんかんに移行する可能性もあります。

脳卒中後てんかんでは、死滅した神経細胞が、さまざまな神経液性物質を分泌し始めます。それを他の細胞が吸収し、軸索（アクソン）と呼ばれる突起を新しく伸ばします。壊れた情報ネットワークを修復するために、他の細胞と軸索でつながろうとするのです。その結果、間違

てんかん重積

てんかん発作による意識障害や痙攣は、多くの場合、1～2分で終わります。しかし、まれに5分以上続く場合があり、そのような症状を「てんかん重積」と呼びます。てんかん重積が長時間続くと脳損傷を生じやすく、生命の危険もあります。

った情報ネットワークが形成されてしまうのが脳卒中後てんかんの発症メカニズムです。

■脳卒中後てんかんの治療と再発予防……抗てんかん薬で発作を抑える

英国で発表されたデータによると、てんかんがあると、脳卒中の患者さんの死亡率が9～10倍に至るという報告があります。また、てんかんの発作をくり返すと身体症状が悪化するため、リハビリテーションを再びやり直す必要が出てくることもあります。そのため入院期間が長くなり、社会復帰が遅れ、食事、更衣、排泄などのＡＤＬ（日常生活動作）が低下しがちとなります。

ストローク・サバイバーの方々が安心して暮らすためにも、脳卒中発症後3年間は、てんかん発症の可能性を念頭に置きながら生活することが大切です。なぜなら先に述べたとおり脳卒中を発症してから3年までが、一番発症しやすいからです。そして、てんかんが発症したら、かならず治療を受けて発作を抑えることです。

脳卒中後てんかんの治療は抗てんかん薬の服薬が中心となります。

かつては、脳卒中の患者さんすべてに抗てんかん薬が処方された時期がありました。しかし、発症率が6～7％に限られること、脳卒中発症直後から抗てんかん薬を服用する効果が証明されていないことなどから、現在ではそうした処方は行われていません。薬が処方されるのは、あくまでも最初のてんかん発作が起こってからです。

抗てんかん薬には多くの種類があります。どの薬を選択すべきかは患者さん一人ひとりによって違いますが、患者さんの症状に合った薬が見つかればとても効果的です。

ただし、抗てんかん薬には副作用があります。選択に際しては慎重を期さなければなりません。とくに脳卒中後てんかんの場合は、脳卒中治療のために抗血栓薬、降圧剤や糖尿病の薬、脂質異常の薬などを複数、処方されているケースが多いため、多剤服用の作用を考慮する必要があります。

そのため、どの薬も少量から投与を始め、効果を確認しながら少しずつ増やしたり、それでも発作がコントロールできない場合には別の薬を試していきます。一般には1度目の処方で6割弱、発作が止まります。1種類で効果がないときは、2種類を併用することでほとんどの患者さんに効果があります。

そうした問題も含め、私自身の経験と海外からの報告などを参考にして考えた場合、脳卒中後てんかんの治療薬として、いちばん推奨できるのはレベチラセタム（商品名イーケプラ）です。レベチラセタムだけで発作を抑えられない場合は、ペランパネル（商品名フィコンパ）、ラコサミド（商品名ビムパット）などを使う機会が多くなりました（口絵参照）。

有効な薬を服用している限り、てんかんの発作はほぼ確実に抑えることができます。しかし、服薬によって症状が落ち着くと「最近は発作が起きないから治ったようだ」とか「調子がいいから大丈夫」などと考えて飲むのをやめてしまい、てんかん発作が再発するケースが後を絶ちません。

一度、てんかんになったら、自然に治ることはありえないのです。できるのは、服薬によって発作を抑えることだけです。自己判断で通院や服薬をやめるのは危険です。私はよく患者さんに「抗てんかん薬は墓場まで」と言うのですが、これは冗談でも何でもありません。

薬で発作を抑えられない場合は、外科手術によって異常な神経情報ネットワークを遮断することもあります。

通常、てんかんの患者さんには、日常生活でも注意しなければならないことがいくつかあります。たとえば、一人で山登りや水泳、ダイビングなどを行うのは危険です。火や包丁を使う調理も要注意。いつ、いかなるときに発作が起きて、意識を失うかわからないからです。場合によっては、入浴にも見守りが必要です。

脳卒中の患者さんの生活をそこまで制限することはできません。しかし、脳卒中の発作後、3年たつまでは、最悪の場合、意識を失うようなてんかん発作に見舞われる恐れがあることは忘れないでください。

第3部

ストローク・サバイバーとして希望を持ち生きる

日々の生活を充実させるための知恵と心得

◉ストローク・サバイバーの生活とは

近年、医療の著しい進歩により、脳卒中でそのまま亡くなる方は大幅に減少しました。脳卒中で倒れたら助からないという時代は終わったのです。ただし、かならずしも以前と同じ日常に戻れるわけではありません。

脳卒中には後遺症がつきものです。つまり、ストローク・サバイバーの生活とは、麻痺をはじめとして、さまざまな後遺症とともに暮らす生活なのです。

後遺症を克服するには、長期間のリハビリテーションが必要です。多くの場合、退院して日常生活に戻るには半年以上かかります。後遺症の症状や程度によっては、社会復帰が難しいこともあります。脳卒中の発作が起こる前と同じ生活に戻れる割合は、およそ3割程度とされているからです。

後遺症を克服して社会復帰できるかどうかは、患者さん本人がどれだけ意欲的にリハビリに取り組めるかで大きく違ってきます。「かならずよくなる」という強い意思をもってリハビリをがんばった患者さんが、担当医も驚くほど回復することは少なくありません。

もちろん、脳卒中は激烈な体験です。直前まで普通に歩いて、話し、仕事や家事をしていた人が、突然、あたりまえの日常を奪われるのですから、誰だってたいへんなショックを受けます。途方に暮れ、死にたくなる人もいます。

そうした苦痛や不安を乗り越え、前向きな気持ちを取り戻すためには、家族や周囲の人たちの理解と協力が不可欠です。家族のみなさんもたいへんですが、ぜひ患者さんと心を一つにしてリハビリ生活を支えていただきたいと思います。

◉再発のリスクを意識し予防に努める

脳卒中を経験した人が忘れてならないことは、再発の可能性です。脳卒中は、１度の発作を克服すればそれで終わりという病気ではありません。残念ながら、一定の確率で再発します。患者さんはつねに再発のリスクを意識し、予防する努力を続けなければなりません。

脳梗塞の場合には生活習慣病の管理、不整脈のチェック、そして抗血栓薬の内服を欠かせないことです。脳出血の場合には、厳格な血圧コントロール、そのための降圧剤の内服です。くも膜下出血の場合には、定期的な画像検査を行い、脳動脈瘤の術後の状態、また新たな脳動脈瘤ができていないかの確認をする必要があります。

◉生活の不安を解消するため福祉・社会資源を積極的に活用する

まだ40代、50代の働き盛りで、一家の大黒柱が脳卒中で倒れることもあります。その後、片麻痺などの後遺症により出社できず、社会生活を取り戻せなくなると、経済的な問題も大きいはずです。そんな場合は、健康保険の傷病手当金や介護保険、障害年金などの福祉・社会資源を積極的に利用してください。

◉脳機能は回復するか？――最新治療のはなし

2020年現在で進行中の最新治療法を紹介します。これら治療法によって、これまで「治せない」「元に戻らない」と言われてきた脳機能の回復にも光明が見えはじめました。

もちろん、病気が発症した部位や程度、年齢などによって、すべての患者さんに有効というわけではありません。ただ、どんな研究が進んでいるかを知ることによって、場合によっては主治医の先生にご相談いただくヒントを得られるかもしれません。

第3部では、これらの問題を含めて、ストローク・サバイバーの方々が安心して、充実した生活を送るために必要な知恵と心得についてお話しします。

8章

再発を防ぐための予防策

■脳卒中が再発するリスクとサイン

脳卒中の再発リスクは、およそ10％程度とされます。誰にでも再発するわけではありませんが、脳卒中を発症した患者さんの10人に1人は再発するということです。

再発のサインはさまざまです。なんとなく指が動かしにくい、歩いていると身体が傾いてしまう、言葉が思うように出てこない、ろれつが回らないなど、あきらかにふだんと違う身体症状が出たときは、ただちに受診しなければなりません。

場合によっては救急車を呼んでください。「たいしたことはないだろう」とか「家族が帰ってきたら病院まで送ってもらおう」などと考えて我慢していると、大きな発作に襲われる可能性もあります。

再発リスク要因は脳梗塞、脳出血、くも膜下出血で異なり、再発を予防する方法も違ってきます。疾病ごとに説明していきましょう。

脳梗塞が再発する原因

脳梗塞が再発する原因として圧倒的に多いのは、薬の飲み忘れです。

脳梗塞を経験した患者さんには、症状に応じた「抗血栓薬」が処方されます。血液をサラサラな状態に保つことで、血栓ができるのを防ぐのが目的です。ところが、「もう体調がよくなったから」などと自己判断したり、うっかり飲み忘れてしまう人が少なくありません。

抗血栓薬には、抗血小板薬と、抗凝固薬があります。抗血小板薬とは、プラークにそれ以上血小板などが付着しないようにするもの。抗凝固薬は、血液そのものが凝固しないようにする薬剤です。

代表的な抗血小板薬として、アスピリン（次ページコラム参照）、シロスタゾール、クロピドグレルが使われます。抗凝固薬の代表例は、ワルファリン、それ以外にも食事の影響を受けないエドキサバン、ダビガトラン、アピキサバン、リバロキサバンがあります（口絵参照）。

一度、脳梗塞を起こしたということは、身体の中にもともとリスク要因を抱えているということです。薬をやめれば、かなりの確率で再発すると覚悟してください。

第二の原因は、生活習慣病の管理不十分です。

脳梗塞最大のリスク要因は、動脈硬化、高脂血症、糖尿病などの生活習慣病です。40代、50代になったら、健康な人でも、脳梗塞を予防するため日常生活を改善し、定期検診を受ける必要があるのです。

一度、脳梗塞を起こしたことのある人は、よりいっそう気をつけなければなりません。薬を処方してもらっているからといって、好き放題な生活をしていいわけがありません。薬の内服だけでは不十分なのです。日ごろから生活習慣を気にしながら過ごすよう心掛けましょう。

第三の要因は、水分の摂取不足です。

脳梗塞は寒い時期に起こると思われがちですが、6月から8月にかけての暑い時期に発症する人も増えています。暑いときは汗をかくだけでなく、気づかないうちに皮膚や呼気から水分が蒸散します（これを「不感蒸泄《ふかんじょうせつ》」といいます）。朝方、脳梗塞を発症しやすいのも、眠っている間に体内の水分が失われているからです。

お年寄りのなかには、「水をたくさん飲むとトイレに行きたくなるからいやだ」と言って、水を飲まない人がいます。しかし、体内の水分が不足すると血液がドロドロになって、脳梗塞を起こしやすくなるのです。水分は意識してとるようにしましょう。

column

「アスピリンで血液さらさら」の危険

アスピリンは解熱・鎮痛剤として知られていますが、脳梗塞や心筋梗塞の再発を抑える薬としても使われます。血小板の凝集を抑える作用があり、血液が固まって血栓になることを防げるためです。

そのため欧米では、サプリ感覚でアスピリンを飲むのが流行ったこともありました。毎日１錠、アスピリンを飲めば、血液がサラサラになると考えられたためです。

しかし、アスピリンにも副作用がありますから、過剰摂取はとても危険です。

血液が固まりにくくなるため出血しやすく、大怪我をしたときには血が止まらなくなります。脳出血を起こす心配もあります。胃腸の炎症や潰瘍を引き起こす恐れもありますし、子どもではライ症候群という脳症を起こすこともあるのです。

薬局で気軽に入手できるアスピリンに血液サラサラ効果があると言われれば、つい飲んでみたくなるかもしれません。しかし、医師に相談することなく、自己判断で薬品を常用してはいけません。

脳出血が再発する原因

脳出血が再発しやすいのは、血圧の管理が不十分な場合です。脳出血の最大のリスク要因は高血圧ですから、再発予防には厳格な血圧管理が不可欠です。

もう一つ気をつけたいのは、自覚症状のない微小な脳内出血（無症候性脳出血）です。MRIなどの画像撮影をすれば、すぐにわかります。高齢者には珍しい症状ではありませんが、脳出血再発のリスクは高まっているといえるでしょう。この症状の診断が下されたら、より厳格な血圧管理が必要になります。

くも膜下出血が再発する原因

くも膜下出血の原因となるのは、脳の動脈瘤です。動脈瘤は、一つが破裂したからといって、それで終わりではありません。時間とともに二つ、三つと見つかることもあります。したがって、くも膜下出血の再発を予防するには、定期的に病院で検査を受けるしかありません。

第二、第三の動脈瘤が見つかり、一定の大きさになったときは、破裂する前に外科手術などで予防的にクリッピングや、コイリングにより治療ができることもあるので主治医の先生に相談してみましょう。

くも膜下出血は男性よりも女性の発症が多く、また遺伝的な要素も大きいとされますが、高血圧や喫煙との関係も指摘されています。くも膜下出血を経験した人は、血圧を厳しく管理し、喫煙は絶対にやめなければなりません。

■脳卒中の再発を予防する

脳卒中の再発を予防するため、心がけておきたいことを具体的にお話ししましょう。

❶主治医を二人もつ

脳梗塞か、脳出血か、くも膜下出血かに関係なく、脳卒中を体験した人は必ず定期的な健診を受ける必要があります。

1回目の発作が起きたとき、救急車で運ばれて治療を受けたのは、おそらく地域医療の中核となる大学病院や医療センターだったでしょう。その際に担当された医師との縁は、もちろん大切にしてください。その先生が一人目の主治医です。

しかし、大学病院や中核病院では患者数が多く、とくに急性期の患者さんが集中しますから、どうしても混み合って待ち時間が長くなります。自宅から遠く、定期的に通いにくいということもあるでしょう。そこで必要となるのが、自宅近くで通いやすく、何でも相談できる二人目の主治医、つまりかかりつけの先生です。

脳卒中は、基本的に生活習慣病が誘因ですから、定期的に体調をチェックしてくれる家庭医が必要です。とくに脳梗塞の場合、自己判断で服薬を止めてしまう患者さんも多いのですが、やめた理由を尋ねると、「歯を抜くことになったから」「健診で胃カメラを撮るから」などの答えが返ってきます。血液をサラサラにする薬を飲んでいると血が止まりにくくなることから、抜歯や胃カメラ検査の際に出血が止まらなくなったら困ると考えるのでしょう。

しかし、そんなときも自己判断で服薬をやめてはいけません。大学病院の医師には相談しにくいかもしれませんが、近所にかかりつけの先生がいれば気軽に相談できるはずです。入院をしていた病院では年に1回、頭部MRI撮影などを行い、主治医の先生に診てもらう。しかし、毎月の検査は体調管理の相談を兼ねて近所のかかりつけの先生に診てもらう。こういう形で主治医を二人もつのが理想的なパターンです。

もちろん、二人の主治医の間では診療情報のやりとりが行われますから、近所の先生が異変に気づいたときは、必要な情報が大学病院や中核病院の先生に送られます。再発の可能性があるときも、迅速なバトンタッチで的確に処置してもらうことができます。

❷自分で血圧を管理する

何度も述べているように、脳卒中の再発を予防するために不可欠なのは、厳格な血圧管理です。高血圧はくも膜下出血にも影響しますが、とくに脳出血の発症率と強く関連しています。

今は安価な家庭用の血圧計が簡単に入手できますから、自宅で毎日、毎朝、決まった時間に測定し、数値を血圧手帳に記録してください。血圧手帳は薬局などで無料配布されていますし、市販もされています。最近は、スマホにも記録できるアプリがあるので、使いこなせる人は記録しておくのもよいでしょう。

毎月1回、近所のかかりつけの医院へ行き、血圧手帳を見てもらいましょう。血圧が高めなら、降圧剤を処方してくれます。

２０１９年日本高血圧学会より報告された「高血圧治療ガイドライン２０１９」によると、135/85mmHg以上のすべての場合で生活習慣の改善が必要とされています。そして高血圧者(140/90mmHg以上)には、生活習慣の積極的な改善だけでなく、必要に応じて降圧薬治療も開始することが推奨されています。

高齢者のなかには血圧が下がり過ぎることを怖がる人がいますが、基準より上がるのは危険です。また、冬場などはどうしても血圧が上がりがちですが、そんなときも降圧剤の量をこまめに調整してもらえるはずです。

❸食生活に気をつける

血圧に次いで大事なのは、コレステロール値の管理です。

コレステロールに悪玉（ＬＤＬ）と善玉（ＨＤＬ）があることは広く知られていますが、血中の悪玉コレステロール値が高いと、血液がいわゆる「ドロドロ状態」の脂質異常症となり、プラークができて脳梗塞や冠動脈疾患、心筋梗塞の発症リスクが高まります。したがって、脳梗塞の経験者は、とくにコレステロール値に注意しなければなりません。

定期的な血液検査を受けるだけでなく、ふだんの食事でも、悪玉コレステロールを多く含む食品、たとえば、鶏卵、魚卵、チーズ・バター類などは控えるようにしましょう。

定期的な検査によってＬＤＬ値が高いと判定された場合は、早めにスタチンと呼ばれるコレステロール降下剤などの薬を服用することで、脳梗塞の再発を予防することができます。

脳出血を経験した人は、塩分摂取に気をつけましょう。

日本では昔から、東北地方で脳卒中の発症率が高いことが知られていました。寒い地域では毎日の食事で塩分摂取量が多くなりがちなことと関係していると考えられます。現在は減塩醤油や減塩味噌なども多数、市販されていますから、日々の食事にそれらを取り入れ、摂取量を減らすと効果的です。また、味覚の嗜好を変えるという方法もあります。塩や醤油で味付けするのではなく、季節の香りを楽しむのです。すだちや鰹節など、食卓を彩るもので工夫してみましょう。

塩分の摂り過ぎと並んで危険なのが、糖質の摂り過ぎです。

糖尿病はあきらかに脳卒中のリスク要因となりますから、血糖値の管理を厳格に行わなければなりません。ヘモグロビンAICの数値も併せてチェックしておきましょう。

血圧、コレステロール値、血糖値の3項目については、近所のかかりつけ医院でも検査が可能です。脳卒中を経験したことのない人でも、40歳を過ぎたら生活習慣病予防のため、できれば3か月に1度、定期的にチェックしたい項目です。ストローク・サバイバーの方々は毎月チェックすると安心です。

❹喫煙は厳禁、飲酒はほどほどに

ストローク・サバイバーが絶対にやめなければいけないのが喫煙です。

健康な人にとっても喫煙は百害あって一利なしですが、脳卒中経験者がタバコを吸うと、再発の可能性が何十倍も違うと言われています。

「受動喫煙」が問題になっている副流煙の影響も同じです。家庭や職場で誰かがタバコを吸っていたら、同じ空間にいる家族や同僚も同じ影響を受けます。

飲酒は、適度であれば問題ありません。むしろ、血行がよくなり、脳卒中の発症率や死亡率が下がるという報告もあります。「適度」とは、だいたい日本酒で1合、ビールの中瓶1本、ワインはグラスで2杯程度です。あくまでも、晩酌で軽くたしなむくらいにしましょう。

寝る前に大量のアルコールを摂取するのは危険です。利尿作用があるため、夜の間に体内の水分がどんどん失われ、朝方に脳梗塞の発作を起こす恐れがあります。就寝前には、お酒ではなく水を飲んでください。

同じ意味で、朝起きてすぐコーヒーを何杯も飲むのもよくありません。コーヒーやお茶にも利尿作用があるためです。夜間の不感蒸泄によって、朝方は健康な人でも血液がドロドロになりやすいものです。朝起きたら、まず水をコップ1杯飲むのを習慣にしてください。

❺適度な運動を心掛ける

脳卒中は生活習慣病ですから、再発を予防するには適度な運動が欠かせません。

スポーツ・ジムに通ってマシンで身体を鍛えたり、プールで泳いだり、公園をジョギングしたりすれば、健康づくりにはたいへん効果的ですが、脳卒中の予防でそこまでがんばる必要はありません。高齢者が無理をすると、かえって足腰をいため健康を害する恐れもあります。

気楽に、歩くことから始めてはどうでしょうか。目安は、男性で1日1万歩、女性なら8000歩。ただし、いつもより少し早足で、少し汗をかくくらいのスピードで歩いてください。このウォーキングを週に3、4回行えば、確実な効果が期待できます。

9章

活用したい
生活援助策

■脳卒中発症後に利用したい福祉・社会資源

ストローク・サバイバーの暮らしには、経済的な不安がつきまといます。後遺症の状態によっては、以前の仕事を続けるのが難しくなるかもしれません。

もちろん、早期の治療やリハビリによって回復し、職場復帰する人もいます。以前と同じ仕事は無理でも、別の仕事に就いて安定した生活を取り戻す人もいます。しかし、社会復帰には早くても1か月、多くの場合は半年以上かかりますから、やはりリハビリ中の医療費や家族の生活費が気になります。

そんなときは、あれこれ思い悩むより、自分の病状と今後の見通し、家族への負担などについて、担当の医師に率直に質問してみましょう。たとえば以下のような項目です。

- 自分の脳卒中は軽症なのか、中症なのか、かなり重症なのか
- 1～2か月リハビリすれば、元の仕事に戻れる可能性はあるのか
- 職業訓練をすれば障害者雇用で社会復帰できるのか
- それとも、このまま寝たきりの生活になってしまうのか

担当の医師としては答えにくいケースもあるでしょう。しかし、患者さんと家族にしてみれば、一家の今後がかかった深刻な問題です。「どこまで回復する見込みがあるのか」は、脳卒中の患者さんにとって療養生活のゴールです。ゴールが見えなければ、回復を信じてリハビリ

をがんばることも、安心して将来の計画をたてることもできません。

かつては、脳卒中で長期間の入院を強いられると、治療費が数百万円にのぼるなどと言われました。しかし現在では、さまざまな社会資源・保険システムが整えられ、患者さん本人の負担は大きく軽減されています。

当面の治療費や家族の生活費が心配なときは、病院の医療相談員（ソーシャルワーカー）などに相談したうえで、福祉・社会資源を積極的に活用するようにしましょう。たとえば以下のような制度が使えます。

❶高額医療費制度

医療費の家計負担を抑える目的で、医療機関で支払う入院医療費の自己負担額が1か月の上限を超えた場合、超えた分が支給されます。上限額（自己負担限度額）は、年齢や所得に応じて、患者さんごとに定められます。

事前に限度額適用認定証を取得しておくと、窓口で上限額を払うだけ済みます。認定証は、加入している健康保険組合、協会けんぽ、市町村の国民健康保険の窓口などで申請します。認定証がない場合は、後で払い戻しを受けることもできます。

しかし、家族が脳卒中で倒れたときは、入院や手術、長期に及ぶ治療が予想されますから、すぐに取得するほうがよいでしょう。

❷傷病手当金（協会けんぽ）

会社勤めの場合は、病気や怪我で会社を休んでいる間、健康保険組合の傷病手当金を受けられます。金額は、支給開始日以前の給与のほぼ3分の2。支給期間は最長で1年6か月です。会社の総務課などに相談すれば、1、2か月後から支払われます。

❸介護保険

家族が脳卒中で倒れたら、すぐに申請していただきたいのが介護保険です。介護保険は通常、65歳以上の高齢者に適用されますが、脳血管疾患（脳卒中）を含む16の病気が「特定疾病」として指定されており、40歳以上なら介護サービスを受けられます。

介護サービスは金銭ではなく現物支給で、訪問診療や訪問看護の料金、車いすの購入・レンタル、自宅をバリアフリー化するための改築費などが補填されます。介護の程度により、要支援1、2から要介護1～5までの7段階があり、各段階の支給限度内なら1割の自己負担で各種サービスを受けられます。

申請は市区町村の窓口で行います。市区町村が紹介する地域包括センターでは、申請から地元の事業所の紹介など、具体的な相談に乗ってもらえます。

❹民間の休業補償保険

民間の保険会社から、医療費を補償する医療保険とは別に、「給与サポート保険」「就業不能保険」などの名称で、長期間、働けなくなった場合の生活費をサポートする保険が売り出されています。個人事業主などで健保の疾病手当金を受けられない人は、医療保険と併せてこうした保険に入っておくと安心です。

❺身体障害者手帳

「障害者手帳」は、障害者が取得しておくと、さまざまな支援やサービスを受けることができる手帳です。身体障害者手帳、精神障害者保健福祉手帳、療育手帳の3種類がありますが、脳卒中の患者さんが取得できるのは身体障害者手帳です。

身体障害者手帳は、身体障害者福祉法に基づき、身体障害者の自立や社会復帰を促すために支給されます。身体上の障害がある人に対して、都道府県知事、指定都市市長または中核市の市長が交付します。障害の程度は1級から6級まで定められており、等級に応じて税金の免除や障害者枠での雇用などの対象となります。

ただし、脳卒中の場合、申請できるのは発症後6か月後から。申請から支給までは1か月以上かかります。

❻ 障害年金

病気や障害が原因で生活に支障が出る場合に、若くても支給される年金です。障害者手帳の交付とは関係ありません。

障害年金には障害基礎年金と障害厚生年金があります。その病気や障害に関して初めて診療を受けた日に、国民年金に加入していた人は障害基礎年金、厚生年金に加入していた人は障害厚生年金を受けることになります。申請も、障害基礎年金は市区町村役場の窓口、障害厚生年金は年金事務所で行います。

いずれの場合も対象者となるのに病名は関係なく、日常生活や仕事にどの程度、支障があるかによって障害の等級が決められます。障害年金の対象になるのは障害基礎年金が1～2級、障害厚生年金が1～3級です。満額では毎月20万円近くが支給されますが、満額が認められるのは、ほとんどが後遺症が重くて寝たきりのケースです。

発病後、申請して支給の有無や等級が決まるまでの期間は、最短で3か月。通常は1年半程度かかります。40代の働き盛りで家族がいるケースなどでは、特例として手続きが早まることもあります。

⑦生活保護

収入が完全に途絶えてしまい、家族や親戚の援助もない場合、最後の手段は生活保護の受給です。必要に応じて医療費、介護費、住居費、生活費などが支給されます。

病院の医療相談員などとよく話し合ったうえで、自治体の福祉課などに申請します。

■在宅での長期療養も可能

社会復帰が望めず、ほぼ寝たきりの生活になってしまったときは、症状に応じて療養型病院での長期入院、介護施設への入居、自宅療法が考えられます。

いずれの場合も介護保険が利用できます。

同居家族がいる場合は、在宅での療養生活も可能です。最近は訪問診療や訪問看護、訪問介護のサービスも充実しているので、介護保険を利用しながら必要なサービスを組み合わせれば、日中、家族がいなくても大きな不便なく暮らせるようになりました。

経費の面では、在宅療養がひじょうに有利です。

10章

ここまで来た
脳卒中の最新治療

本章では、脳卒中の最新治療を紹介します。

医学は日進月歩で進歩しています。脳卒中の治療法も例外ではありません。かつては「治らない」「戻らない」と言われていた脳の機能も、最新治療によって回復する可能性が出てきました。

新しい治療法が、脳卒中のすべての患者さんに今すぐ適用可能なわけではありません。脳卒中が発症した部位や程度、後遺症の状況などによって、有効なケースもあれば、適用不可能なケースもあります。

しかし、藁にもすがる思いで日々のリハビリに取り組んでいる患者さんやご家族にとって、光明であることは間違いないでしょう。

実際に治験などを受ける際には主治医の先生とよく相談していただく必要がありますが、このような治療法の研究も進んでいるということを知っておいていただければと思い、代表的な最新治療について簡単に説明しておきましょう。

1…脳梗塞に対する「幹細胞移植治療」

「幹細胞移植治療」は、発症直後から、亜急性期（だいたい数週間）に行われる治療法です。

「幹細胞」とは、簡単に言えば「どんな細胞にも分化し、増殖できる万能細胞」です。分裂して自分と同じ細胞をつくることもできるし（自己複製能）、別種の細胞に分化して増えることもできます（多分化能）。

生命活動においては、もともとひとつの細胞が多様に分化して、さまざまな臓器をつくり出します。その最初の細胞が幹細胞です。

幹細胞移植治療では、ヒトの骨髄から幹細胞を採取し、試験管やプレパラートの中で神経系に分化するよう培養して増やした後、ふたたび患者さんの身体に戻します。

戻す方法としては、点滴によって投与する他、頭に小さな穴を開ける手術により、定位的（ピンポイント）に直接、脳に移植する方法もあります。

ただし幹細胞移植治療は、脳梗塞のすべての患者さんに適用となるわけではありません。２０２０年現在、日本では以下のような５つの治験が進行中ですが、参加するためには厳格な適応基準があります。

５つの治験は、それぞれ投与時期（最初の数日以内の「超急性期」か、最初の数か月以内の「亜急性期」か）、細胞の種類（自分の細胞か、他人の細胞か）、投与方法（静脈投与か、直接投与か）などが違っています。

超急性期の治療としては、次の２つの研究が行われています。

①他人の細胞を点滴で投与するマルチステムのTREASURE研究
――大学病院を中心に、日本中の約40施設で治験が進行中

②帝人とＪＣＲによるＪＴＲ－１６１細胞
――東京慈恵会医科大学病院で治験が進行中

亜急性期の治療としては、次の３つの研究が行われています。

③自分の細胞を脳内に直接、投与するRAINBOW研究
――北海道大学で治験が進行中

④自分の細胞を静脈から点滴する再生医療
――札幌医科大学で治験が進行中

⑤他人の細胞を投与する生命化学インスティチュートのＭｕｓｅ細胞
――東北大学で投与開始

使用される細胞は、②のＪＴＲ―１６１細胞のみが歯髄由来で、他はすべて骨髄由来です。「歯髄由来」の幹細胞とは、抜去された乳歯、永久歯の歯髄から採取する幹細胞のことです。抜けた歯を使うわけですから倫理的な問題がなく、骨髄由来幹細胞より増殖、分化しやすいと言われています。

一方、「骨髄由来」の幹細胞は研究の歴史が長いため、臨床実績や研究報告が多く、脳卒中の再生治療においても高い効果が期待できます。

これらの治験が進むことで、どのような患者さんに対し、どの細胞を、どの時期に、どのくらいの量、どのような方法で投与すればもっとも大きな効果が期待できるかがわかってくるは

ずです。

ただし残念ながら、もっとも患者さんが多いと考えられる慢性期の脳梗塞に対しての治験は、まだありません。

2…脳梗塞に対する「iPS細胞移植法」

「iPS細胞」といえば、2012年に京都大学の山中伸弥教授がノーベル生理学・医学賞を受賞したことで一躍有名になりました。

「iPS細胞」はinduced Pluripotent Stem cellsの略で、「人工多能性幹細胞」とも呼ばれます。前述した幹細胞との大きな違いは、自分の身体から採取した体細胞を用いる点です。

「体細胞」は、すでに特定の目的をもって分化した細胞であり、そのままでは別の目的の細胞になることができません。しかし、いくつかの遺伝子を導入して培養することによって、分化できる状態に戻すことができるのです。その細胞は、幹細胞と同じく、多分化が可能な万能細胞となります。

培養後のiPS細胞は、幹細胞と同じように患者さんの身体に戻します。

脳梗塞に対する神経幹細胞移植研究では、当初はES細胞を用いる研究が中心でした。「ES細胞」とは、受精卵の胚から取り出した「胚性幹細胞」のことです。ES細胞もさまざまな細胞に分化増殖できる万能細胞ですが、移植に関して生命倫理の問題や、拒絶反応の危険がついて回りました。その点、iPS細胞ならこれらの問題を回避することができます。

現時点ではまだ一部の施設で臨床治験が行われている段階です。夢のような治療ではありますが、ｉＰＳ細胞が分化する過程で腫瘍化するリスクがあるとも言われ、今後、さらに改良される必要があります。

3…ブレイン・マシン・インターフェイス（ＢＭＩ）

「ブレイン・マシン・インターフェイス（Brain Machine Interface）」は、ひとことで言えば「脳と機械を連動させるシステム」のことです。脳波などわずかな脳の反応を拾って電気信号に変換し、実際に手や足を動かす信号として使います。

図20 ブレイン・マシン・インターフェイスの２方法

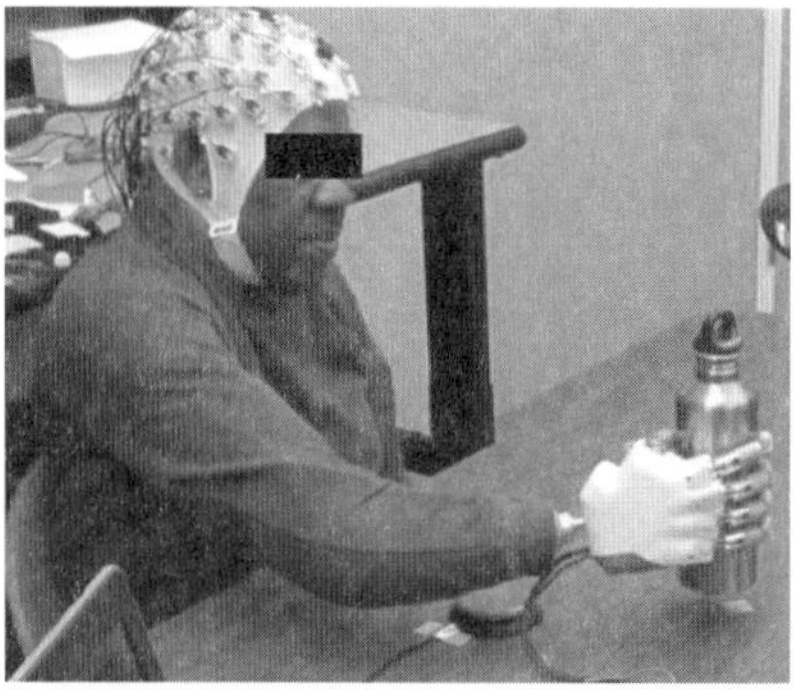

①頭皮から信号を拾う方法

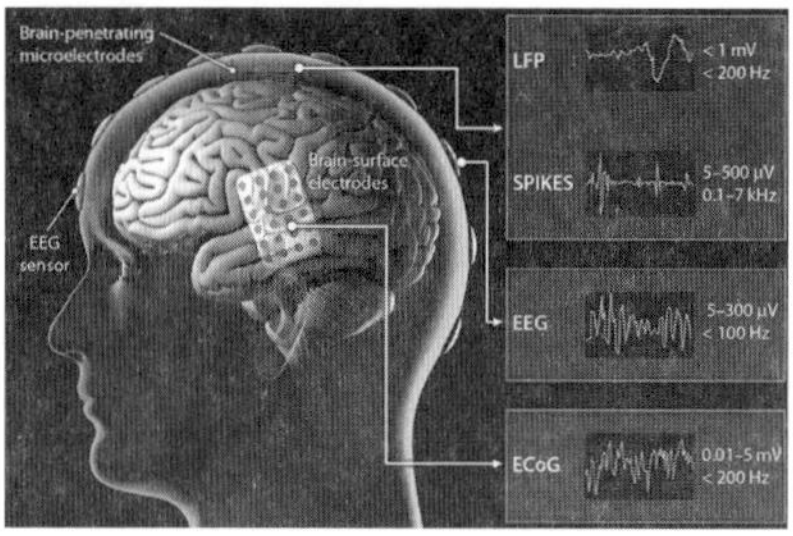

②脳表に電極を留置して、信号を拾う方法

具体的には、ヘッドホンのような装置を頭に装着して脳波を拾う方法と、脳から直接、神経細胞のシグナルを得る方法の2種類が考案されています。後者の場合は、開頭手術を行って脳表に直接、電極を置き、神経細胞の活動を拾って、そのシグナルを電気信号に変換します。

4…経頭蓋磁気刺激治療(TMS)・反復経頭蓋磁気刺激治療(rTMS)

脳卒中によって動かなくなった腕や手指の機能の改善を目的として行われます。

脳卒中では、通常、障害を負った脳（患側）とは反対側の手足が麻痺します。そのような場合、障害を負っていない健常な側（健側）の脳が患側脳の機能を補おうとして、かえって患側脳の回復を阻害してしまうことがあります。

｜図21｜経頭蓋磁気刺激療法（TMS）の機器

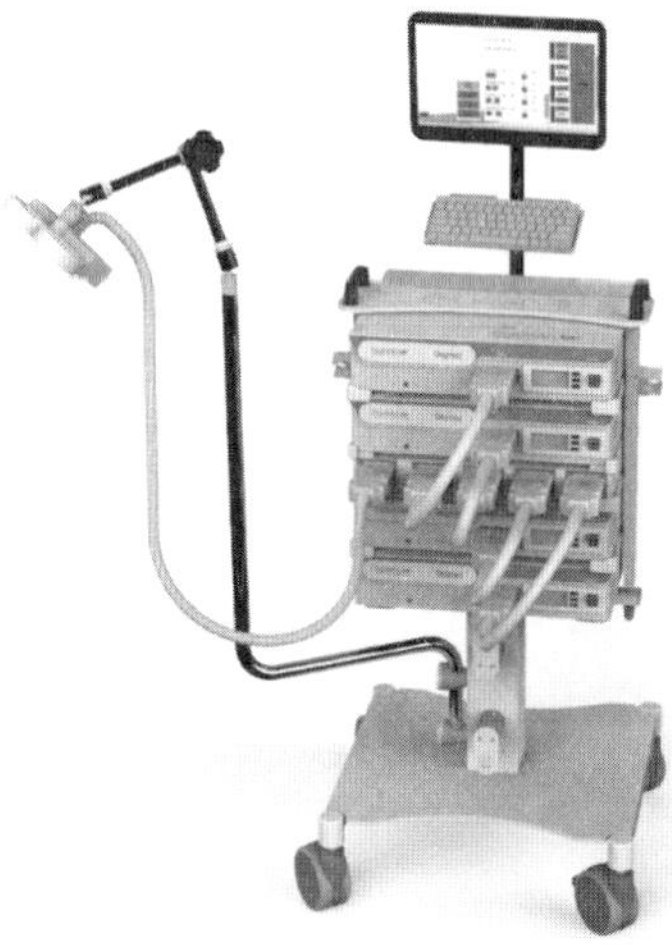

TMS・rTMSは、健側の大脳組織を外側から磁気を用いて刺激することで活動を抑え、患側脳の回復力を引き出し、機能を高めようとするものです。

治療では、頭に特殊な電気コイルを当て、コイル内に弱い電流を流します。電流が流れることにより磁場が生まれ、局所的に大脳を刺激することができます。

刺激は1秒間に1回程度の低い頻度で与

えられます。ゆっくりしたペースで脳を刺激すると、神経活動が低下することがわかっているためです。そうすることで健常な脳の働きを抑え、患側の脳の回復を促すことができます。つまり、健康な側の脳による援助を拒むことで、障害を受けた側の脳自身のがんばりを期待するのです。痛みをともなうことはありません。

治療を受ける際は一般に２週間程度の入院が必要ですが、通院でも可能です。毎日午前中と午後に20分程度のＴＭＳ・ｒＴＭＳ治療が行われ、並行してリハビリテーションも行います。ＴＭＳ・ｒＴＭＳとリハビリを同時に行うことにより、麻痺が改善したという報告もあります。

医学会では注目されている治療法の一つですが、現時点では実施病院の数が限られ、保険診療で受けることができません。また、年齢や症状による細かい適用条件があり、誰でも受けられるわけでもありません。関心のある方は主治医の先生にご相談してみてください。

■久保田　有一（くぼた　ゆういち）

1973年静岡県生まれ。医学博士。東京女子医科大学東医療センター脳神経外科　准教授。TMGあさか医療センター脳神経外科臨床顧問。

山形大学医学部卒業後、東京女子医科大学脳神経センター脳神経外科に入局。国立精神・神経センター　武蔵病院を経て、2009年よりアメリカ・クリーブランドクリニックてんかんセンターに留学。その後フランス、マルセイユにあるティモン病院神経生理部門客員研究員として深部電極の研究を行う。2014年より朝霞台中央総合病院（現TMGあさか医療センター）、脳神経外科統括部長、脳卒中・てんかんセンター　センター長、同病院副院長を勤める。2020年より現職。

日本脳神経外科学会専門医、日本てんかん学会専門医、日本臨床神経生理学会　認定医（脳波部門）、日本脳卒中学会専門医、指導医。

研究として、大脳機能・辺縁系機能の解明、およびてんかん発作の伝播機序について行っている。また社会活動として、てんかん協会「波の会」でのてんかんに関する講演、埼玉県朝霞地区での市民公開講座などを積極的に行っている。主な著書に『増補改訂版　知っておきたい「てんかんの発作」』『「高齢者てんかん」のすべて』（いずれもアーク出版）がある。

脳卒中とその後遺症がよくわかる本

2020年10月20日　初版発行

■著　者　久保田　有一
■発行者　川口　渉
■発行所　株式会社アーク出版
〒102-0072　東京都千代田区飯田橋2-3-1
東京フジビル3F
TEL.03-5357-1511　FAX.03-5212-3900
ホームページ　http://www.ark-pub.com
■印刷・製本所　新灯印刷株式会社

ISBN978-4-86059-217-2